電気けいれん療法

医師と患者のためのガイド

訳 鈴木一正・上田　諭・松木秀幸・松木麻妃

Electroconvulsive Therapy

A Guide for Professionals and Their Patients

MAX FINK, MD

株式会社 新興医学出版社

訳者一覧

鈴木一正

仙台市立病院精神科・認知症疾患医療センター・医長

上田　諭

日本医科大学精神医学教室・助教

松木秀幸

埼玉医科大学総合医療センターメンタルクリニック（神経精神科）・講師
Department of Psychiatry and Behavioral Science, State University of New York at Stony Brook School of Medicine, Visiting Scholar

松木麻妃

Department of Psychiatry and Behavioral Science, State University of New York at Stony Brook School of Medicine, Adjunct Assistant Professor

Electroconvulsive Therapy

A Guide for Professionals and Their Patients
Second Edition

by MAX FINK, M.D.

真の発見とは，新しい何かを探し求めることではなく，新しい視点で見直すことにより達成されるものである。

マルセル・プルースト

この本をわが師と弟子たちへ捧ぐ。

患者の治療法やけいれん療法について多くのことを教えてくれた感謝の気持ちとして。

序文：なぜ私はこの本を改訂したのか？

電気けいれん療法（electroconvulsive therapy：ECT）は重症の精神障害の患者に対する有効で安全な治療法である。しかし，この治療法が危険であると考える人は多く，精神障害が恐れられるようにECTも恐れられている。ECTは“精神医学で最も問題となる治療法”とよく言われる。この問題とは，その有効性や安全性についてではなく（これらはすでにその有用性が証明されている），ECTは脳に損傷を与え人柄や性格を変えてしまうという考えについてである。この間違った考えには多くのルーツがある。それらはECTが導入された当初にみられた痛みと合併症，インスリン昏睡療法やロボトミーという脳に侵襲が強く効果のない治療との混同（これらの2つの治療はECTと同じ時期に開発導入されたが，かなり前より中止されている），精神療法家との間での熾烈な思想上及び経済上の争いである。

ECTは75年前に医療で使われて以来，大きな変化を遂げた。今日では，骨折が起こることも記憶が失われることもなく，映画で描かれていた恐怖の治療ではなくなっている。酸素化と筋弛緩薬を用いた麻酔法により，ECTはより安全になった。ECTのリスクは向精神薬を多剤併用するより低い。実際，高齢の患者，身体合併症を持つ患者，妊娠中の患者でも，ECTは他の精神科の治療よりも安全である。

向精神薬と心理社会的支持療法は精神障害の患者への初期治療であるが，治療効果が不十分な場合がよくある。これらの治療では，精神障害をうまく軽快させられない場合も，迅速な効果に欠ける場合も，危険な副作用を引き起こす場合もある。そのような場合には，きっとECTがふさわしい治療となるに違いない。

主治医がECTを勧めると，家族と患者の決まって尋ねることは「この古い治療法がまだ使われているのですか？」「本当に安全なのですか？」「脳に損傷を与える可能性はありますか？」「記憶障害は起こりますか？」である。通常ECTが推奨される場合は，患者は重症のうつ病が何週間も続き，以前効果がみられていた薬でも改善しなくなって，徐々に悪化している状況である。医師が勧める薬はもうなくなっている場合も多い。

家族と患者の質問は続く。「ECTが効く見込みは？」「なぜ主治医はECTを始めにしてくれなかったのか？」ときには，「ECTはどのように作用するのか？」という質問もある。この本はそういった質問に答えている。

10年前，この本の初版をこれらの同じ質問に答えるために書いた。なぜ改訂が必要になったのか。この間，ECTの治療手技は進歩し，リスクは劇的に減少した。加えて，われわれは脳の働きについてより多くの知見を得た。この治療で効果を期待できる患者をよりうまく選ぶこともできるようになった。以前は，あらかじめ決められた回数で治療が施行されていたが，今では，患者を良好な状態に保つには治療を継続する必要であることがわかっている。かつてないほど多くの医師や患者が，自殺の防止や多くの重症精神障害の改善に対するECTの価値を認めるのに抵抗がなくなってきている。

この本はECTを受けようかどうか悩んでいる人々のために書かれた。ECTとはどのようなものかを説明するために使われるDVDをともに使われるとよい。また，この本は医学生，医師，メンタルヘルス従事者に対して，精神障害の患者の適切な治療を選択し施行する際の手助けになればと思っている。この本が，ECTについてよく聞かれる質問に答える際の指針になればと願っている。その質問とは，ECTとはどんな治療で，誰を対象にし，どんな理由で，どのタイミングで，どのように施行されるのかというものである。

学会でのECTの報告は多数あるが，ときに矛盾している。すべての医学的専門治療と同じく，ECTはすべての施設で必ずしも同じように施行されてはおらず，この本の記述の一部が他の医師が勧めることと異なっているかもしれない。治療者も研究者もこの治療のすべての点に合意しているわけではないが，この本で書かれていることは，半世紀以上ECTのメカニズムを研究し臨床実践をしてきた一人の医師の経験から選り抜かれたもので，効果的治療のための現在のスタンダードと合致している。ECTについての研究をより知りたいときは，巻末の注や参考文献で挙げられている出版物を調べるとよい。この本に書かれた内容はこれらの業績によって支持されている。

用語の定義

ECTは1つの技術的な専門分野をなしており，いくつかの特殊な用語で呼ばれている。けいれん療法（convulsive therapy），電気けいれん療法（electroconvulsive therapy），ECT, 電気ショック（electroshock），電気発作治療（electroseizure therapy），ESTはすべてこの治療の呼び名である。数年前より，電気ショックという用語は精神科医の間では使われなくなってきた。一部にはこの治療はショックとは関係ないという理由であるが，より重要な理由はこの用語には電流で痛みが引き起こされるという含みがあるからである。一方，電気けいれん療法（ECT）は，耳障りで恐怖を与える名前であるかもしれないが，広く使用されている用語である。

実際，電気ショックは正確な用語ではない。1933年にインスリンが初めて統合失調症の治療に使われた際に，患者には手術時に起こるショックの古典的徴候（蒼白，発汗，意識の低下）が現れた。手術時ショックと非常によく似ていたので，その治療はインスリンショック療法と呼ばれた。発作による治療は1年後に紹介され，けいれん療法（convulsion treatment）と呼ばれた。その数年後に，発作を誘発するために電気が使われるようになり，イタリア語の*l'elettroshock*という呼び名が，初めての英語での報告で*electroshock*と翻訳され，それが広まった。電気けいれん療法（electroconvulsive therapy），短縮してECTという用語は，その後につくられ，現在ではこの治療の呼び名としては最も使われている用語となっている。

電気けいれん療法は脳発作を誘発する治療である。一方，電撃（electric shock）は望ましくない行為を止めさせるために患者に電流を流して痛みを起こす心理学的治療であり，全く異なるものである。かつては，ECTが精神遅滞の患者の引っ掻き，頭の叩きつけ，絶叫などの自傷行為を止めさせるために使われていた。*嫌悪条件づけ*（aversive conditioning）のために電撃を使用するのは実質上中止され，これをECTと混同すべきではない。現在，嫌悪条件づけ療法は効果がないとして廃れている。しかし，この方法をまだ使っている“学校”もありしばしば問題になる。

電気けいれんショック（*electroconvulsive shock*：*ECS*）は動物で発作を誘発する実験に使われる用語である。

ECTがうまくいけば，一連の生化学及び電気的イベントが脳に起こり，身体的にはてんかん発作として観察される。発作は脳活動の同期と運動反応のことで，新生児から出現し，一生を通して保持され，すべての動物にも観察される。発作により動物は一時的に生存の危険に晒さるにも関わらず，発作現象は消えることはなかった。発作は生物にとってその欠点を補って余りある働きがあるのかもしれない。

けいれん（*convulsion*）という専門用語は，発作による筋肉の動きを外見的に記載している。現代のECTでは技術的にけいれんは抑制されている。神経科医は強直間代発作（*a grand mal convulsion, a grand mal seizure*）と言っており，てんかん性けいれん（*epileptic fit, epileptic convulsion, fit*）という用語もある。

この本では，適切な治療には必須である脳における電気及び生化学的現象を指すときは，発作を意味する *seizure, grand mal, fit* という用語をどれでも同じように使った。けいれん（*convulsion*）という用語は客観的に発作による運動に対してだけ使用した。けいれんは良好な反応を得るために必要なものではなく，骨折のリスクもあるので，現代のECTでは筋弛緩薬を使用しけいれん運動を抑制する。適切な治療では身体は動かない。

ECTを学んだ精神科医は，電気治療医（*electrotherapist, electroshock therapist*）と呼ばれることもあるが，ショック医（*shock doc*）と呼ばれるのは勘弁してもらいたい。

症例について

これから経験する可能性がある症例として，いく人かの患者の病歴の記載を行った。これらの症例は私がニューヨークのStony Brook大学病院で1980年から1997年までECT部門長をしていたときに経験したものである。毎年約500人の患者が成人病棟に入院し，約50人がECTで治療されていた。さらに，Long Island Jewish Hillside病院で1997年から2005年までECT部門にいたときに経験した症例も含まれている。カタトニア（catatonia）とメランコリア（melancholia）という2冊の本（この2つの症候群はECTにもっとも良く反応する）を書いたときの共著者であるMichael A. Taylor医師（現在，Michigan Medical School大学）から教えられた症例も入っている。患者の名前は仮名に置き換えてあり，プライバシーに配慮し症状も変更を加えた。しかし，治療情報は真実である。患者の仮名と状態像のリストを読者にわかるように下記に提示した。

ほとんどすべての症例が1999年版と同じであり，他からの症例は登場時に脚注に記した。

Mary，メアリー	うつ病性メランコリア
Robert，ロバート	精神病性うつ病（68歳の科学者）
Helen，ヘレン	仮性認知症とカタトニア
Dr. Rosenberg，ローゼンバーグ医師	治療による自殺の危険の回避
Sarah，サラ	急性躁病エピソード
David，デビッド	精神病症状を伴う躁病
Philip，フィリップ	せん妄躁病（17歳の思春期患者）
Gerald，ジェラルド	急性カタトニア（20歳男性）
Jeffrey，ジェフリー	悪性カタトニア：神経遮断薬性悪性症候群
Monroe，モンロー	パーキンソン症状による筋強剛を呈する患者へのECT
Jefferson，ジェファーソン	急性精神病エピソード（18歳）
Steven，スティーブン	慢性統合失調症
Eric，エリック	中毒性精神病とせん妄（15歳）
Peter，ピーター	うつ病（16歳の思春期患者）
Claudia，クラウディア	精神遅滞（23歳）
Donald，ドナルド	自傷行為（14歳）
Quinn，クイン	自閉症スペクトラム障害でのカタトニア（17歳）

最後に，医療関係者以外の読者がECTの適応を知るためには，われわれのECT部門での経験や医学論文から学ぶことが適切であろう。われわれは以下

 JCOPY 88002-817

の病態の患者へのECTが有効で安全であることを報告した（神経遮断薬性悪性症候群，中毒性セロトニン症候群，仮性認知症，せん妄躁病，せん妄，トゥレット症候群，カタトニア，メランコリア，統合失調症）。また，以下の身体合併症がある患者でもECTで治療反応性の病態であれば安全にECTが施行できた（重症の貧血，心房細動，頭蓋内病変，精神遅滞）。老年期や思春期の患者へのECTについても詳細な概説が発行されている。

電気けいれん療法は非常に適応範囲の広い治療法である。この本が，重症精神障害患者へのECTの治療可能性を，読者が理解し認めてくれることへの一助になることを願う。

謝　辞

この本は，けいれん療法の 55 年以上に及ぶ臨床経験と研究の成果である。われわれの研究を応援してくれた何百人もの患者と家族に,大変感謝している。これらの臨床研究は，患者の日々のケアをしっかり担当してくれている看護師や看護助手の援助や信頼がなかったら成し遂げることはできなかった。

私が多くを学んだ師匠に対しても感謝している。ニューヨークでは，Morris B. Bender, Bernhard Dattner, Lothar Kalinowsky, William Karliner, Edwin A. Weinstein，スウェーデンでは，Jan-Otto Ottosson, 英国では，Max Hamilton である。けいれん療法の研究を一緒に取り組んだ同僚は，ヒルサイド病院では Martin A. Green, Robert L. Kahn, Max Pollack, Joseph Jaffe, Hyman Korin, Donald F. Klein，ミズーリー精神医学会では Turan M. Itil, George Ulett，ニューヨーク医科大学では Richard Abrams, Michael A. Taylor, Jan Volavka, Jiri Roubicek, Rhea Dornbush, Peter Irwin, Donald M. Shapiro，ストーニブルックのニューヨーク州立大学ストーニブルック校では Walter Sannita, Morton Miller, Krishnaredey Gujavarty, Larry Greenberg, Iaonnis Zervas, Georgious Petrides, Irene Carasite, Avi Calev であり，最近の 10 年間は Charles Kellner, Teri Rummans, Samuel Bailine, John Rush, Mustafa Husain とともに CORE（the Consortium for Research in Electroconvulsive Therapy）共同研究のメンバーであった。

また，ここ 10 年に Michael A. Taylor とカタトニアの本とメランコリアの本を，そして Jan-Otto Ottosson と ECT の倫理に関する本を共著し，ECT の歴史，精神医学の分類，精神医学での神経内分泌の役割をトロント大学の Edward Shorter とともに追究してきたが，これらはよい経験になり，執筆の糧となった。

Raven 出版の発行人である Alan Edelson には，電気ショック療法へ対する世論のマイナスイメージにも関わらず，教科書を書くように促されたり，

 JCOPY 88002-817

Convulsive Therapy という新しい医学雑誌の発行をさせてもらったりした。*Psychiatric Times* の出版者である John Schwartz に ECT のコラムの執筆を勧められ，これは私の興味関心を発表する良い機会になった。

ニューヨークのヒルサイド病院の創立者の Israel Strauss，ヒルサイド病院の医学部長の Joseph S.A. Miller，NIMH（米国国立精神保健研究所）の Jonathan O. Cole，ニューヨーク医科大学の Alfred M. Freedman，NIMH とニューヨーク州立大学ストーニブルック校の Stanley Yolles，オランダの N.V.Organon の T.（Jack）Vossenaar 教授に私の研究は応援された。私の研究は以前の 30 年間は精神医学研究国際協会（International Association for Psychiatric Research）にサポートされ，その後最近の 10 年はスキオン自然科学協会（Scion Natural Science Association）にサポートされた。

この新版は，私の妻である Martha，歴史学者である Edward Shorter，私の仲間である Larry B. Greenberg，Oxford University Press の編集者である Sarah Harrington により編集された。

目　次

第1章　電気けいれん療法とは何か？

人は，楽しみや喜びや笑いや慰みも，悲しみや悲嘆や落胆や哀悼も，脳のほかにどこからももたらされないことを知るべきである。
——ヒポクラテス[1]

電気けいれん療法（Electroconvulsive therapy：ECT）は，*重症*の長く続く精神疾患に対する有効な医学的治療である。抑うつ気分や希死念慮だけでなく，躁病，急性精神病，せん妄，昏迷も改善させる。通常は，投与している薬物の効果が限界になったり，薬物の副作用が受容できないほどになったりした場合に導入される。この療法は，外科的治療に似ている。ECTは，専門的技術を有する精神科医，麻酔科医及び看護師により施行される。

患者には，短時間だけの麻酔をかける。患者が眠っている間に，医師はあらかじめ決められた手順に従い，脳にてんかん発作を生じさせる。医師は，酸素を患者の肺に十分に与えることで，自発的なてんかん発作の時に起きるような息苦しさや問題のある呼吸が生じないようにする。薬剤によって筋肉を弛緩させ，マウスピース（スポーツで使われているものとは異なる）を口にはさむことで，てんかん発作時に生じうる舌咬や骨折やけがを防ぐ。ECT中には患者は眠っているので，刺激による痛みもけいれん発作の不快感も味わうことはない。身体の生理学的な機能，例えば呼吸，心拍，血圧，血液酸素濃度，筋弛緩の程度はモニターされ，異常が生じた場合にはすべてただちに治療が施される。

電気けいれん療法は，向精神薬より早く症状を和らげることができる。一般的なECTの治療は，週2回または3回，2～7週間で1コースである。効果を維持するための継続治療として，毎週あるいは隔週ごとに継続 ECT か薬物療法が 4 ～ 6 ヵ月間行われる。病気が再発するようなら，ECT がもっと長い期間行われる場合もある。ECT の施行期間については，再発予防のためよく使用される向精神薬の期間と同じである。

ECT はどのような患者に効果を示すか？

電気けいれん療法は，子どもから高齢者までのすべての年代の患者，衰弱しやすい身体疾患をもった人々，妊娠中の女性の感情障害の治療に安全に使われてきた。感情障害は，短期間で治る場合もあれば長引く場合もある。またエピソードが 1 回だけのこともあれば，何度も再発することもある。ECT が治療の選択肢となるのは，感情障害が急性発症したときや，気分，思考，活動性の変化が顕著であるとき，原因が生化学的，生理学的なものであると考えられるとき，症状が重篤で患者の日常生活を妨げているとき，また他の治療が奏効しないときである。残念なことに，医師は一般に ECT を“最後の手段”としてのみ推奨する。私は，そのような考え方をやめてほしいと思っている。なぜなら，われわれの目標は患者の健康をできる限り早くかつ安全に回復することだからである。多くの疾患に対して，ECT は“最後の”ではなく“早期の治療手段”であるべきである。

多くの精神疾患は，いくら症状が多彩であっても，改善させることができる。精神疾患の中には，うつ病，躁病，激しい不安などの気分の障害があり，また，他人が自分の生活をコントロールしたり，心に影響を与えたり，危害を加えようと計画したりしていると確信してしまう思考の障害もある。患者は，配偶者が不貞を行っていると疑い，現実に基づかない声や映像を経験し，重い罪責感や無価値感に悩むことになる。精神的な痛みに苦しみ，自殺を本気で考える患者も多い。自殺は，精神科患者にしばしば見られる死因である。

ECT はまた運動障害の治療にも有効である。カタトニアにみられる無言（発話の拒絶），筋強剛，昏迷や，躁病にみられる興奮と突然で無目的な行動，激越うつ病にみられる苦悩や落ち着きのなさに対しての治療，さらにはパーキンソニズムの筋強剛も治療対象となる。このような行動や状態は，併存している他の精神科的診断とは関係なく，ECT が奏効する（付録 1)。

一方 ECT は，生涯続くような精神的，感情的な機能障害をもった人々に対して，急性の明らかな発症がない場合には役に立たない。神経症，環境因による適応障害，パーソナリティ障害，薬物依存症や反社会的行動がある人たちに対しても，同様といってよい。しかし，そのような患者でもし自殺衝動が明らかになることがあれば，その際は ECT が考慮されてよい（付録 2)。

どんな時に ECT は考慮されるか？

ECT を考慮される患者の大半は，すでに入院している重症の人たちである。彼らはたいてい，抑うつ的で自殺の恐れがあったり，食事や飲水を拒んでいたり，あるいは活動しすぎて消耗し自傷する危険があったり，自分や他人に害を与える恐れがあったり，うつ病の昏迷状態にあったりする。高齢の患者では，しばしば早めに ECT が考慮される。身体疾患もあって，薬物が副作用のために使えないときなどは特にそうである。ECT を考慮され紹介される患者は，他の治療に効果が乏しいままか,病気のために日常生活が困難に瀕している人，あるいは，処方された薬剤が原因で不快で問題のある症状に悩んでいる人たちである。

ECT を受けた患者たちの体験は，非常に似ている。うつ病の患者は仕事ができなくなり，元気を回復させてくれるはずの家族や友人とのつきあいにも喜びを感じられなくなる。休息が勧められ，家庭医から最新の抗うつ薬を処方されるか，精神療法家との正式な面談を勧められる。また，宗教上の指導者に意見を求める。数週間または数ヵ月間たってもよくならず，家族は他の治療が何かないかと問いかける。そうなったとき，医師は ECT を勧めるのである。

精神病の患者も，同じような経過を歩む。1 つの薬剤が効かないと，多剤療法が試みられる。ほとんどの医師は，ECT が思考の障害にも有効であることを認識していないので，患者の行動がひどく混乱し，病院のスタッフがもう対処できないほどになるか，患者の家族がなんとかしてほしいと要求するようになって初めて，ECT が考慮されることになる。

躁病とカタトニアの患者もまた，次々と処方される薬物，それもしばしば根拠に乏しいと言うしかないほどの組み合わせの薬物に耐えている。攻撃性や金切り声や興奮のために身体拘束や大用量の抗精神病薬か鎮静剤の使用が余儀なくされたときに，ECT は考慮されている。

小児や思春期の子どもが精神症状を呈すると，医師はしばしば家族の機能不全を指摘し，家族療法を勧める。子どもが*注意欠陥障害*や*自閉症*と診断された場合は，家族は特殊教育を考慮するだろう。自傷，叫び声，興奮，攻撃性や無言症，拒絶症によって家族の生活が我慢できないほどになると，その子どもは入院となる。ECT が脳の発達を阻害するという通念を克服するのは難しいかもしれないが，精神科医はこのような事例に対し ECT を考慮してよい。実際に ECT 治療を受けた小児や思春期の患者は，家庭や学校に戻って同年代の他の人達と同じように学び，振舞っている——つまり，大きく改善したのである。長引く病気，入院，薬物の毒性は，ECT の副作用よりはるかに大きく学業期の成長をおびやかすことになるだろう。

非常に有効な治療——たとえ患者や治療者が薬物療法と精神療法を好んだとしても，ECT はまさにそれにあたるが——それが遅れることは，患者から健康への回帰の機会を意味なく奪うことになる。何週も何ヵ月も疾患が続き，改善が乏しいときは，ECT を検討する理由は十分にある。

ECT はどんな患者に適切か？

重症の精神疾患患者には，入院による保護とケアを要するほど状態が重症化した場合に ECT が考慮される。この療法は通常，患者が一通り精神療法と薬物療法を受けても奏効しなかった後になって初めて勧められる。このように ECT の施行が遅れることは，不幸である。ECT が始まるときまでに，病気は十分に進展してしまい治療が難しくなるからである。その間には，対人関係や家族内にも悪い影響が生じ，また自殺の恐れが非常に長期にわたって続くことになる。

精神科医は，診断がついたら他の治療をせずにすぐ ECT が考慮されるべきケースをよく知っている。ECT の*一次的使用*（薬物療法と精神療法より先に ECT を施行）は“精神科的あるいは内科的に状況が重篤で，早く確実に改善させる必要があるとき，また危険性の点で他の治療が ECT よりも上回るとき，薬物が効かなかったまたは ECT が有効だった病歴があるとき，そして患者の希望に応じるとき”[2] 推奨される。このガイドラインは必ずしも十分とはいえないが，医師にある程度の治療選択の余地を与えている。

薬物療法の試みがうまくいかなかった後，患者が処方された薬物の副作用に耐えられなかったとき，または病状が生命を脅かす状況に陥って，より確実な効果が求められたとき，ECT は一般的に行われているが，これが*二次的使用*である。

電気けいれん療法は，大部分の精神疾患の患者に安全に行うことができる。高齢者では，加齢に伴う身体機能の低下よるリスクはある。ただし，102 歳の患者たちにも安全に施行されている。高齢者の身体的な問題を挙げればきりがないが，そのどれも ECT の使用を妨げるものはない。麻酔をかけて適正な酸素化を維持するのが難しくなる身体状態もある。しかし，ECT の技術は十分に成熟しており，安全に治療を進めることができる。もちろん，高齢で身体疾患をもった患者には，熟練した医師が入院で治療する慎重さは必要である。

思春期の患者に対しての ECT の適応，有効性，安全性は，成人に対してと同様であることが示されている[3]。ただし，思春期前の子どもを治療した経験の報告は，カタトニアや自己破壊的行動で生命危機的になっている数少ない症例に限られている。この年代における ECT のさらなる経験が求められている。

電気けいれん療法は，妊娠期においてもすべての時期で安全に施行されている。流産を引き起こすこともないし，胎児の発達に影響を及ぼすこともない。特に妊娠の初めの 3 ヵ月では，妊婦が重篤な気分の障害や思考の障害にかかったときでさえ，抗うつ薬と抗精神病薬は通常処方されない。胎盤を通じて胎児の血液循環へそれらの薬剤が通過し，胎児の発達に障害が生じる可能性があるからである。妊娠の初期 3 ヵ月間は，ECT は他の期間に比べてより安全な治療法といえる。妊娠の最後の 3 ヵ月では，妊娠女性の気道の確保に十分な注意がなされる必要がある。この場合は，ECT の施行は経験豊富な治療医により行われるべきで，治療に伴う危険性も十分説明されるべきである。

どんな病状に ECT は効果があるか？

ECT は施行が容易だったことから，すぐにさまざまな精神状態に試みられ，*躁うつ病*として知られる気分障害の患者に効果があることがわかった。メランコリー型うつ病で自殺を考える人が救われた。脱水と消耗で死に瀕していた重症の躁病患者も同様である。ECT が効果を発揮する病態については後の章で述べることとする。ECT の典型的な使い方を示す症例も紹介する。

*メランコリア（Melancholia）*は，重症の抑うつ気分を示す症候群である[4]。患者の行動と思考は緩慢となるか，強い焦燥感を示す。よく眠れず，食事も進まず，体重は減り，自殺を考える。メランコリアには多くのタイプがあるが，*メランコリー型うつ病*，*精神病性うつ病*，*仮性認知症*が代表的なものである（第 5 章）。

*躁病（Mania）*は，多幸，誇大，過活動を特徴とし，しばしばうつ病に重なる。躁病がメランコリアの一形態なのか双極性感情障害として認められる独立した障害なのか，議論のあるところである[5]。メランコリー型うつ病は，躁病と同じ病相か連続する次の病相で起きてくる（第 6 章）。

*カタトニア（Catatonia）*は，無言症，拒絶症，常同姿勢，一点凝視，常同症を特徴とする運動症候群である[6]。躁病とうつ病の患者によく見いだされるが，薬物中毒状態でも見られる場合がある（第 7 章）。

*精神病状態（Psychosis）*もまた，特にうつ病や躁病に伴って出現した場合は，ECT が効果的である[7]。慢性精神病の一例として，気分障害や薬物中毒によらない持続的な精神病状態は，*統合失調症*としばしば呼ばれ，慢性精神病の代表例である（第 8 章）。

今後の章では，これらの疾患と ECT で通常治療されるその他の症候群の患者について述べることとする[8]。

どんな状態が効果的な ECT の妨げになるか？

ECT の使用を制限する全身性の疾患はあるだろうか？　私たちは，安全な治療の手順を確実にする方法について多くの経験を重ね，今日この治療を絶対的に避けるべきである身体状態はないことを学んできた。患者の精神状態がECTを必要としているならば，熟練した治療チームによる安全で効果的なECTを施行することができる。しかし，生命を脅かすような身体状態にある患者は，麻酔を使用した外科的な処置の場合と同様にハイリスク症例と考えられ，特別な配慮が求められる。例えば，心筋梗塞（心臓発作）や脳血管障害（脳卒中）を最近起こした患者や脳血管奇形を持つ患者の治療は，血圧，心拍，酸素化に特別な注意が必要となる[9]。頭蓋内の腫瘍や血管奇形の存在は，かつてはECTの絶対的な禁忌だと考えられたが，現在はECTの施行を妨げるものではない[10]。重篤な肥満と最後の3ヵ月に入った妊娠では，良好な気道確保と十分な血液酸素濃度の維持が困難になることがたしかにある。しかし，ECTの適応であれば，その技術的問題点は現在では熟知されているため，安全で有効な治療が保証されている。

重症の身体疾患を併せもったうつ病や精神病の患者を治療するかどうかを考える際には，ECTが延期された場合生じ得る悪化と，ECTにより予想される改善を考慮しなければならない。自殺念慮を強く抱いている患者，せん妄躁病や悪性カタトニアの患者では，改善の必要性はECTで生じる麻酔と発作による身体的リスクを考えても十分優先されるものである。臨床上の経験は，身体的に重症な疾患をもった患者にも安全にECTを施行できることをわれわれに教えてくれている[11]。

パーソナリティ障害，アルコール依存症，薬物依存は，ECTの効果を鈍らせるものである。このような状態では，他の治療を行うときと同様に，治療における指示を順守することができない。ECTの適切な施行には患者の協力が必要であり，不法な物質の乱用が患者の疾患の主要な特徴である場合，それはかなわない可能性が高い。これらの状態は，有効な治療にとって最も大きな障害である。

Notes

1. Hippocrates 1947. 1947年に採り上げられた引用句。
2. APA 2001.
3. Abrams 2002 ； APA 2001 ； Fink and Taylor 2003 ； Taylor and Fink 2006.
4. Parker and Hadzi-Pavlovic 1996 ； Taylor and Fink 2006.

5. 単一症候群とする概念は，Taylor and Fink（2006）に詳しい。二症候群モデルは，Goodwin and Jamison（1990, 2007）で解説されている。概念の進展の歴史を，Healy（2008）がまとめている。
6. Fink and Taylor 2006.
7. Fink and Taylor 2003 ； Taylor and Fink 2006.
8. これらの症候群の重なりから，興味深い推論が生まれる。梅毒の神経系への感染は，パラノイア，抑うつ，躁状態，せん妄，カタトニアと多くの精神運動症候群を引き起こす。患者はまた，対光反射消失，振戦，麻痺，奇妙な歩行など種々の神経徴候を示す。梅毒はいわば「何にでも装う病」である。この疾患のさまざまな表現形に，ペニシリンが効く。

   私たちは神経梅毒と非常に共通したものをECTが効果を示す症候群から見出すことができる。それは，共通する病態生理がこれらの精神疾患の基礎にあるという確信であり，発作誘発を繰り返すことでそれが改善されるということである。

   共通する病態生理を持ち多様な表現型である症候群を，ECTへの良好な反応によって同定することは，臨床に根ざした精神疾患の分類をするための戦略である。
9. Abrams 1989 ； APA 2001.
10. Greenberg et al. 1986, 1988 ； Ghaziuddin et al. 1999 ； APA 2001 ； Abrams 2002.
11. APA 2001 ； Abrams 2002 ； Fink and Taylor 2003 ； Ottosson and Fink 2004 ； Taylor and Fink 2006.

第2章　患者が経験すること

十分な麻酔薬と筋弛緩薬を使う現代の技術によって，患者は苦痛なく速やかに意識をなくし，回復室で目が覚めるまで何に気付くこともない。覚めてから 2，3 時間は，患者は若干ふらつきを感じる。私自身は，2 コース目の治療で，1 コース目にはなかったことだが，治療後に吐き気を覚えた。2 回，車で帰宅した後に嘔吐したことがある。

——ある精神科開業医[1]

メディアにあらわれる電気ショックに対する一般的なイメージは，40 年以上前に廃止された治療法を今なお繰り返しているものに過ぎない。「カッコーの巣の上で」や「ビューティフル・マインド」という映画では，ハリウッドが想像力たくましく作りあげたイメージで描かれているが，それは真実ではない。懇願する患者が治療室に無理やり引きずり入れられ，大柄な看護人に抑えつけられたり足と手首を縛られたりして，強制的に電流を流される。患者は歯を食いしばり，背は弓なりになり，全身をけいれんさせる，このような劇的なシーンは偽りなのである。患者は無理やりに治療室に入れられることはない。不安を感じ気が乗らないこともあるだろうが，患者は自ら治療室にやって来る。この治療が勧められた理由や方法についてあらかじめ説明を受けている。ECT についての DVD やビデオを見ている患者も多い。患者は文書で治療に同意しており，また多くの例では，家族も同意している。

患者が初回の治療を受けるときにためらいを感じる場合もあるのは，もっともなことである。患者は前述した事実とは異なる映画を見ているかもしれないので，治療手順について再度説明する。治療中は，静脈に留置された点滴針や体に貼られた電極と測定用の器具の感触以外は，患者は何も気づかないでECTは施行される。ある患者は治療をこのように語った。「ECTは取るに足らないこと。眠りに落ち，目覚めるとすべて終わっている。歯科医に行くより簡単だ」[2]。

朝早く治療を受けたいと望む患者が多い。そうすれば，できるだけ早い時間にいつもの生活へ戻れるからである。患者自身が家族に治療方法について話して安心させることは珍しくない。医師はECTを経験した患者にその方法と苦痛について，これからの治療を受ける予定の患者に説明してくれるよう頼むこともよくある。つまり，ECTの経験者が，最良のECTの支持者なのである。

患者が同意しないと治療はできない

患者が自由意思で署名する治療同意書は，米国では電気けいれん療法の必須事項の一部である[3]。このような同意手続きは，精神科の治療では一般的ではない。それは，政治権力への一般大衆の不信が広がり，それが医師−患者関係に影響を及ぼしていた時代に，ECTの乱用への懸念から用いられるようになったものである[4]。たいていの医療現場では，医師は薬物治療と精神療法への患者の協力を同意と受け止めている。他の精神科治療に対しては通常は，重大なリスクをもたらす向精神薬の使用を含め，治療のリスクとメリットまたはそれに代わる治療法についての正式な説明書は求められていない。ミネソタとアリゾナのようにいくつかの州では，薬物療法に対して同意文書への署名を精神科病院への入院時に要求されている。この規定では，精神科の外来治療や身体科の病院においては署名を求められていない。

ECTの同意手続きは，医師が治療を勧めたときから始まる。ECTとそれに代わる治療法の両方について，そのメリット，治療手順，リスクを患者と家族に説明する。同意文書のほか，情報を記したパンフレットを渡す施設もある。あるいは，説明用のビデオやDVDを見せることもある[5]。治療を受けることに同意すると，医療スタッフ立ち会いの下で患者は同意文書に署名する。このときに患者の家族も立ち会うことが多い。

同意は通常，決められたECT回数についてなされるが，いつもそうとは限らない。さらに多くの回数の治療が必要である場合は，患者は新たな同意を求められる。治療前に毎回，同意の署名を求めることは一般的なやり方ではないが，このやり方を指示している州もある。患者と家族は，決められた回数が終わる前であっても，治療をいつでも中止することができると告げられる。この保護条項は，すべての治療が自由意思で決められていることを保障している。

医師は患者に，すぐに生じる記憶への影響を含め，リスクについて説明する。この説明は，同意文書中に書かれており，患者はリスクについて十分に認識するよう言われる。持続的な記憶障害のリスクは少ないのだが，精神科医がこのような言明をすることによって，記憶力が治療によってひどく損なわれるという恐怖感が不幸にも増強される。

定型的な同意文書は，米国精神医学会の報告書の治療書式から入手できる。サンプルを本書付録3に添付した。

自由意思によらない治療

自分自身の健康管理について，重要な決定を患者が下したいと思うことは当然のことである。ただし，生命を守るために治療が明らかに必要だというときは，医師や家族は裁判手続きを経て患者を強制的に治療することができる。

患者の状態が重症で，自殺を防ぐ継続的な注意，栄養摂取のための看護が必要で栄養失調による死が予期される場合，州法は判事にECTの治療命令を下すことを許している。このような「自由意思によらない治療」は多くはない[6]。医師，家族，病院責任者は，裁判所に要請し，患者と弁護士が審査を受ける。判事は，治療回数とその他の技術的側面を指定し，治療を命令する（あるいはしない）。

カリフォルニアやテキサスなどの州では，ECTの同意に関して特別な法をもっている。そこでは，同意の書式，治療方法と警告の記載が定められ，同意更新の頻度が明記されている。精神疾患をもつ人々の保護のために考案されたこれらの手続きが，現実的に有害な結果をもたらさないかどうかについて多くの議論がなされてきた[7]。こういった手続きがECTの使用を遅らせ，その結果，疾患と合併症を長引かせてしまう可能性があるからである。

患者が医療的介入を拒否した場合，医師，家族と裁判所は，その拒否をあえてくつがえそうとしないことが多い。残念ながら，躁病や妄想的な患者には拒否がしばしばみられる。精神疾患をもつ人は病気の重症さを自分で評価できない可能性があることを前提として，医師は向精神薬を使う。ECTを行う際にも，薬物治療と同じ前提で柔軟に治療を考える必要がある。

治療前の検査

麻酔やECTを施行する前に，医師は現病歴や身体的既往歴を聴取し，身体診察を行い，必要があれば臨床検査を行う。貧血，糖尿病，甲状腺疾患を調べる血液検査や尿検査，心電図が必要になることもある。脊椎と胸部のレントゲン，脳波は，かつては必ず施行されたが，今では，患者の病歴上必要と考えられる場合以外は必要ではない。

患者のカルテが調べられ，有用と考えられた薬剤が処方される。心疾患，肺疾患，脳疾患をもった患者は，ECT治療の質に影響したりリスクを増したりしかねない薬剤を常用している。医師は状況に応じて，ECTの期間中の薬剤を変更する。成人女性には妊娠テストが行われることがある。妊娠初期３ヵ月の間は，胎児に奇形を生じないように，ある種の薬剤は投与しないようにする。高齢者ではとくにだが，歯の検査が考慮される。歯の状態によっては，その人に合ったプラスチック製のバイトブロックが必要になる。歯科医に作ってもらい，毎回の治療で使用する。このバイトブロックは，体をぶつけ合うスポーツで使うマウスガードと類似のものである。麻酔科医は，患者のこれまでの麻酔歴を調べ，起こりうる事態を想定する。麻酔に対して別の同意文書への署名を求める麻酔科医もいる。

治療の準備

治療は，通常午前に行われる。ECTが始められた当初の数十年間は，患者が治療によって落ち着いて帰宅し，夜にゆっくりと休息できるように，治療は晩に行われていた。また，患者が平日に仕事ができるように，土曜の午前に治療するのも普通だった。現在では，医療スタッフ配置の関係から平日の午前に治療が行われる。

患者は，治療前日の深夜から飲食をしないように求められる。麻酔によって，吐き気が生じることがあるからである。朝起きて歯をみがき，処方された薬を一口の水で服用するのはよい。糖尿病のためのインスリンや躁病のリチウムのようなある種の薬剤は，治療後まで飲むのを延ばすことが多い。治療で生じる発作が，血中から脳細胞への薬剤の移行を変化させるからである。リチウムの血中濃度の高い患者では，その移行量が多くなり，意識の曇りと見当識障害という一過性の中毒反応を生じる可能性がある。てんかん発作は脳内ホルモンの放出を刺激するので，発作で刺激され放出されたインスリンに治療薬の効果が加わり，血糖値を過度に下げることも考えられる。消耗やめまいを避けるため，インスリン投与は治療後まで延ばされることが多い。

入院患者は緩めのガウンに着替え，外来患者はゆったりした衣服を着て来院する。

患者は，排尿をすますように言われ，治療室に誘導され，ストレッチャーに横になる。看護師か医師が患者の腕か足の静脈に点滴注射針を刺し入れ，輸液ボトル（通常は糖入りの水分）がつながれてゆっくりした速度で滴下される。この静脈ラインによって，治療中，簡単にそして痛みを与えることなく薬剤を投与することができる。

モニター用の接着電極（電気的に接続された平らな使い捨てのパッドや再使用できる円盤状の電極）が，皮膚に貼られる。これには痛みはない。3つの電極が脳波用に，2つの刺激電極が電気通電用に，また3つが心電図用に，2つが治療中の筋肉運動の測定用に，それぞれ適当な位置に配置される。患者の指かつま先につけたセンサーから血液酸素飽和度を測定する。腕に巻いた血圧計で血圧を測定し，足首には発作による筋肉のけいれんの持続を見られるように，ターニケット（止血帯）が巻かれることが多い。

医師か看護師はふつう，それぞれの電極やモニターについて説明してから装着する。胸の心電図電極と血圧計で心拍数と血圧と心臓波形の持続的なモニターを行い，頭部の脳波電極で脳の電気的活動をモニターする。指のモニターと

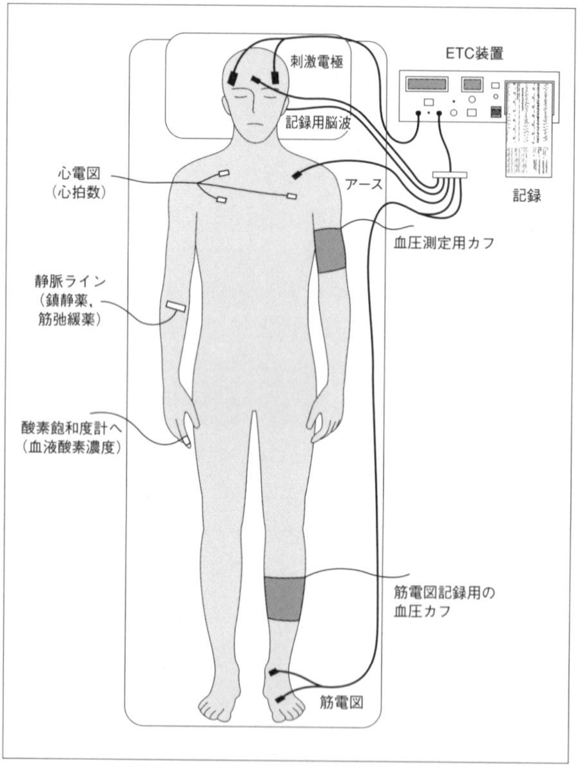

図2-1　ECT治療のためのモニター用と刺激用の電極

換気マスクの装置では血液酸素飽和度と呼気の二酸化炭素濃度を測り，麻酔科医が血液中の酸素が正常レベルにあることを確認する（**図2-1**）。

治　療

準備が完了すると，患者は口と鼻を覆ったマスクから100％の酸素を深く吸うように言われる。呼吸ごとに，空気中の酸素濃度の20％より高い濃度の酸素を取り込む。麻酔科医は，治療中酸素がスムーズに流れ，適切な血中酸素濃度が維持されていることを確かめる。

静脈ラインから投与される鎮静薬で患者は速やかに眠りに入る。筋弛緩薬が投与されるが，それが効いてくるまでに，足首に巻いた血圧カフを収縮期血圧以上に膨張させ，足首から先の血流を止める。発作前に足の神経に筋刺激装置をつければ，いつ筋肉が弛緩したかがわかる。筋肉のぴくつきが止まったとき，筋肉は適切に弛緩した状態になっている。

ゴムかプラスチック製のマウスガードを麻酔科医が口にはめ，電気刺激の間の歯や顎への衝撃を防ぐ。歯にもっと保護が必要な場合は，歯科医に患者の歯に合った保護具を作ってもらうほうがよい。

電気刺激が与えられ，治療が施される。患者は，筋弛緩にも，通電にも，けいれん発作にも治療のすべての局面に気づくことはない。

痛みを伴う衝撃や感電死が生じることを心配する必要はまったくない。患者も治療チームのメンバーも，ECT で感電死したなどということは一度もない。

治療後 3 分以内に，通常患者は自力で呼吸できるようになる。目覚めると患者は，名前と日付と病院名を尋ねられる。最初患者は質問に戸惑うが，意識は急速に改善し，通常は 15 分以内に正しい答えが返ってくる。30 分のうちには，患者は周りの状況がすべてわかるようになる。

意識の回復のようすは，患者の年齢や投与された薬剤の量で変化する。若い患者は，通常数分で完全に意識がはっきりし，その後ふつうに毎日の活動に戻れるようになる。しかし高齢者では，治療したその日 1 日は，観察を必要とすることが多い。ときには患者は最初目が覚めたときに，治療室で興奮して落ち着かない状態になる。じっとしていられないようなときは，しばしばジアゼパムやロラゼパムを静脈内投与される（訳者注：ロラゼパムは日本では経口薬のみ使用可）。

患者は，夢うつつの状態で目覚め，おそらくは自分がどこにいてどうしたらよいかわからずに不安な気持ちでいる。頭痛や，運動後に感じるのと似た筋肉の痛みとこわばりを訴えることもある。アスピリンのような軽い鎮痛剤で，このような不快感は通常改善する。背部痛があれば，筋弛緩薬の量を調整する必要があるというサインと考えた方がよい。麻酔が切れてきたときに吐き気や嘔吐が起こるときもある。

治療後の行動の制限

治療後，日常活動についての制限はされないのが普通だが，安全にできることだけをするように患者は忠告される。例えば，患者は完全に麻酔と治療の影響が消えるまで，車の運転をするべきではない。この点についても高齢者では，若い人に比べて回復に時間がかかる。患者の行動に注意し，能力の範囲内で行動するように注意することは，保護者（友人や家族）の義務である。

もっと難しいことは，財産や事業，結婚や離婚に関すること，遺言の署名のような広範囲の事柄の決断をいつになったらしてよいかを決めることである。患者を世話する責任を負う保護者は，患者が健康になるまで延ばせない決定について注意深く管理しなくてはならない[8]。

治療の頻度

ECTのスケジュールは，臨床経験を通して発展してきた。最初は，治療は3，4日おきに行われた。治療の頻度は，1日8回の発作というものから1回の発作だけで治療の全てが終了するというものまでさまざまであった。かつては，1回の麻酔で1日数回の発作――*複数回モニターECT（multiple monitored ECT：MMECT）*――を誘発すれば，麻酔薬を繰り返し使用することなく，より確実に効果が見られるだろうと期待されていた。しかし，患者の中には改善がみられないうえに，何日も失見当識や意識の混乱が持続する人がいた。このようなスケジュールは今日では勧められない。

*退行させるECT（regressive ECT）*として知られる連日施行されるECTは，ときどき重度の精神病の患者に行われた。患者の症状は改善したが，見当識と記憶への影響が強く，食事や排泄にしばしば看護師の介助を要した。この退行させるECTは，もはや行われてはいない。

現在の治療は通常，1週間に2，3回の治療スケジュールで間隔をあけて行われる。高齢者では，週2回の治療が計画されることが多い。毎日または1日2回の治療が，急激な混乱や興奮，あるいは自殺の危機が迫る患者には必要なことがある。改善が得られればすぐ通常の治療スケジュールに戻し，継続される。1回だけの治療でうまくいくこともあるが，まれであり，特筆すべき事態ですらある[9]。どの患者もほとんどは，効果の持続を狙って，より多くの回数の治療が必要になる。治療が成功するために何回の治療が必要になるかを予測することは難しい。得られた改善を維持するために必要な継続ECTの回数や頻度を予測することは，さらに難しい問題である。ECTへの反応性の判断は，疾患の重症度と罹病期間，過去の薬物治療による改善の程度からも予想されるが，最も重要なのは，1回ごとに適切なECTが施行されているかどうかである。以前はどんな発作でも有効だと考えられていたが，今では発作によりその効果は変化することがわかっている。同意手続きの中で固定した治療回数が，医師または州の規則によって，もし前もって決められていたとすれば，患者は不十分な回数の治療しか受けられず，早期に再発する危険をかかえる可能性がある。

疾患の重症度や罹病期間は治療回数に影響を与える。逆説的ではあるが，重症であればあるほど，ECTの効果はより顕著に現れる。精神病性うつ病の改善は，非精神病性うつ病より早い[10]。先行する薬物療法の失敗（*治療抵抗性*と分類される）は，ECTの転帰や治療の回数に影響することはない[11]。

症状はしばしば2，3回の治療で改善するが，改善の維持のためにはもっと多くの回数が必要になる。数十年の間，記憶への有害な影響が生じないかが心配され，改善に必要となる最少の回数に治療を限定されてきた。結果として，改善が長続きせず，再発が頻発した。抗うつ薬療法が継続されていても，短いコースのECTを受けた20％以上のうつ病患者が1ヵ月以内に再発し，50％以上が6ヵ月以内に再発した。ECTで改善し，その後維持治療がなされなかったうつ病患者では，再発率は80％に及んだ[12]。

病気からの回復

うつ病患者の報告によると，まず食欲と十分な睡眠が戻り，次に気分の改善が続く。それとともに焦燥感と落ち着きのなさが次第に消失する。希死念慮とさまざまな心配事が無くなるのには時間がかかる。改善の速さは患者によって異なる。変化は，重症であった患者で非常に劇的に起こる。焦燥感，落ち着きのなさ，奇妙な思考，自殺と死への執着は，治療の最初の週で消える。カタトニアの拒絶症，筋固縮，無言症も，2回の治療後には通常消失する。思考の障害の改善はもっとゆっくりで，しばしば多くの回数の治療が必要である。

病気の改善は，ゆっくりとした経過である。患者が少しずついつもの日常活動に戻るにつれて，症状がひとつずつ消褪していく。ECTコースの終了は，患者の臨床上の改善によってのみ決まる。患者はよく何回の治療が必要かと尋ねるが，改善の判断は，患者と看護スタッフと家族からの気分と思考についての報告によって一番正しくなされるものである。

うつ病患者では，うつ病相時のコルチゾールホルモンの値が異常に高いことが多い。うつ病が改善したとき，コルチゾール値は下がり，再発するとまた上昇する。午後4時時点の血清コルチゾール値は再発の指標として有用であり，外来での継続療法の頻度をより多くする必要性を示唆する[13]。

治療のやり方が有用であったと皆の意見が一致したときに，その後の治療としていくつかの選択肢が考えられる。もし患者がある薬剤を飲み続ける予定なら，通常，ECTコースの最後の数回から処方される。入院患者の自宅への外出は，自殺の危険が高まる時間であり注意深い観察がきわめて大切であるが，必要な措置である。また，維持ECTが勧められ，成人で世話をする人が近くにいるならば，退院して外来患者として継続療法を続けることができる。

継続療法

維持治療は，回復後の再発を防止するために必要である。ECTは，感染に対するペニシリン治療や骨折を固定する1回だけの外科手術のようなものではない。むしろECTは，糖尿病に対するインシュリンの投与やがん除去後の化学療法に似ている。これらの例と同様に，患者の病状は何度も調べられ，治療用量が絶えず調整される。

米国政府は，2つの大規模多施設共同研究に資金を出している。研究では，重症うつ病がECTの2つの形式のうち1つで治療され，その後寛解して，異なる継続療法が行われた。右片側性電極配置（right unilateral electrode placement ECT：RUL ECT）での治療では，寛解率は治療を最後まで終えた患者の55 %だった。6ヵ月後の再発率は，プラセボを処方された患者群で80 %，単一の抗うつ薬を処方された患者群で62 %，リチウムとノルトリプチリンが処方された患者では36 %であった（血中濃度は適切であった）[14]。2つ目の研究では，両側性側頭電極配置（bitemporal electrode placement ECT：BT ECT）の治療で84 %の寛解率を示し，リチウムとノルトリプチリンという同じ併用療法での再発率は37 %，固定スケジュールの継続ECTを行った患者では39 %の再発率であった[15]。

妄想性うつ病の患者でも，再発率は同様であった。長期のECTコースに続いての継続ECTや継続的な薬物療法は現在一般的に行われている。効果的な治療は，約6ヵ月かかるのが典型的である。

この方法は，薬物療法で使われているのと同様の方法である。薬物療法では，6ヵ月が初回エピソードの治療の最低期間であり，再発に対する治療ではずっと長い治療となる。薬物の処方でも，精神病性の症状をもつ患者や躁病，妄想性うつ病の患者には一生継続されることも珍しいことではない。

たいていの患者は，薬物療法の効果が限界となってECTを受けにくるので，今まで同じ薬剤で効果をあげ再発を防ぐことを期待するのは，合理的とはいえない。以前に継続薬物療法でも効果があるといういくつかの報告が出されたが，その報告はECTを研究する人々を戸惑わせた。しかし，その後他の研究グループにより，継続薬物療法でも効果がある患者の多くはもともと不十分な用量の薬物療法しか受けておらず，ECTが奏効した後に初めて適切な治療を受けていたことが見出された[16]。

しかしながら，おそらく十分な用量の適切な薬物療法でも持続的な効果を得られずECTを受けにくるうつ病の患者もいる。そのような例では，抗うつ薬療法によってECTの効果を維持されるとは考えづらいので，ECTの継続療法の選択が勧められる。継続ECTの回数や頻度をどう決めるべきかはまだわかっている訳ではなく，そのスケジュールを勝手に決めることはできない。それは，症状の進展によって広く変化する。1つの方法は，症状再発の最初の兆候が出たときにこの治療を行い，効果が持続するまで続けるというものである。もう1つの方法は，治療の固定スケジュールを決め，再発の兆候が現われた場合には追加治療を行うというものである。

継続ECTは，新しい手法ではない。現在の向精神薬が導入される以前，大部分の治療を医師が個人の診察室で行っていた。患者はふだんの仕事を続けていて，定期的に通院し，症状が再発したときに治療が行われた。

継続ECTの有用性は，1943年から1965年の間に多くの著者が報告している。この経験に基づき，けいれん療法学会のタスクフォース（専門委員会）は，継続ECTの安全性と有効性を評価した[17]。薬物療法ではECTの効果を持続させることができないということがわかり，継続ECTは復活した。

最初のECT治療の後に必要になる治療回数を予測するのは難しい。毎週の治療を，何ヵ月間あるいは何年も必要とする患者もいる。例えばある女性は，58歳のときにECTを始めて，10年間外来治療を続けた[18]。典型的な統合失調症でECTを31歳で始めた別の患者は，300回以上の治療を受けている[19]。このように長い期間の治療は珍しいが，治療の中途半端な中止は，疾患の再発の主たる原因になる。継続した患者の通院と家族との話し合いで，治療の回数は決まることになる。もし患者に数ヵ月間症状がなければ，治療を終了することもあり得る。

外来でのECTの施行は難しくはないが，治療期間はできるだけ短くされることが多い。それは，保護者――患者を治療センターに連れて来て，麻酔とECTの影響から回復するまで一緒にいる人――が都合をやりくりする大変さのためである。もう1つのハードルは，訓練された治療チームと治療設備が必要なことであり，どちらも国全体で不足している。もっと大きなハードルは，家族や友人の偏見である。彼らの多くは，ECTが危険なものという誤った信念を抱いていて，過度に悲観的な予想や脳が元に戻らない損傷を受ける恐怖を語って患者にやめさせせようとする。この本がそのような恐怖感をぬぐい去ってくれるのに役立つことが私の願望である。

患者はみんな，よくならないのではないか，自分や家族は治療が行われて回復を待つ間頑張れるだろうか，と心配する。このような心配で患者の頭の中がいっぱいになってしまうようなときは，ECTとは別に，精神科医や精神保健ワーカーに話すことが家族の負担を軽くするかもしれない。家族同士のグループミーティングはとても有益なものになり得る。継続療法の期間中の具体的な疑問を解決するために，心理療法家との面接が勧められることもある。

期待される転帰

電気けいれん療法は多くの疾患に対して行われる。間近に起こった食欲不振と体重減少，不眠の症状をもつメランコリアの患者は，ほとんど全例，数回の治療で回復する。運動の症状が速やかに改善するカタトニアの患者も同様である。

何ヵ月もあるいは何年もの精神科的，心理学的な治療がうまくいかずに初めてECTを求めてくる患者もいる。多くは，過剰に鎮静系の薬剤を使われていて，日常を楽に過ごすためや睡眠を得るためにアルコールやバルビツレート，ベンゾジアゼンピンに依存している。鎮静剤への依存は治療を困難にするため，薬物使用を減らすあらゆる努力がなされている。幸いなことに，ECTの効果が表れると，患者の睡眠は改善し，以前ほどの薬物を必要としなくなる。

精神病症状をもったメランコリアの患者（精神病性うつ病）は，典型的に急速に改善する。残念ながら，患者とその家族は改善が少しでも見られると喜んで，十分な改善に至る前に治療をやめてしまうことがしばしばある――これは精神科薬物療法においてもよくある間違いである。精神病性うつ病は手厚い治療，おそらくは何ヵ月にもわたる継続ECTを必要とする重篤な疾患である。それは，正確な見たてが難しいタイプの疾患であり，2つの研究で，精神病性うつ病に対してECTを紹介される前に効果的な治療が行われていたのは患者の5％以下に過ぎないことが示されている[20]。

双極性障害の患者では，他のあらゆる薬物治療がうまくいかず，入院が必要になって初めてECTを紹介されることがよくある。治療効果は緩やかに現れ，その改善は，月単位の継続ECTだけで維持できることが多い。一方，*せん妄躁病*とか*急速交代型躁病*と呼ばれる躁病の重症型の急性発症の患者は，改善が早い。連日のECT，しばしば1日に最高3，4回の施行が，寛解に必要となる場合もある[21]。

何ヵ月あるいは何年も症状が続いている統合失調症の患者は，通常数週間の治療が必要である。アパシー，無関心，長期の引きこもりといった精神病の*陰性症状*として知られるものに進行している場合は，ECT（および他の治療）の効果は乏しい。妄想，幻覚，興奮といった陽性症状を示す患者では，治療反応は良好であるが緩やかであり，改善を得られるのに25回以上の治療を要することも多い。

カタトニアの患者は，ほとんど決まって2～4回の治療が適切に行われると改善を示す。速やかな改善がみられなければ，それはECT治療が不十分か診断が間違っているかである。

患者たちの体験

だれもが，初めての治療にはためらいを覚える。なんらかの不安を感じるのは，至極当然のことだ。他の人の経験を知ることが，その助けになる。

心理療法家で母でもあるマーサ・マニング博士は，重症のうつ状態になり，精神科医を受診した。病気によって家庭と仕事で彼女が責任を果たせなくなっているとして薬物も処方された。何ヵ月もの精神療法と薬物療法にもかかわらず，症状は悪化し，自殺が彼女の思考を支配するようになった。半年後，彼女の担当医はECTを提案した。彼女の経験は *“Undercurrents（底流）＝邦題 幸せがこわれるとき：ある女性セラピストの鬱病体験”* という本になった[22]。

初回の治療の朝，医師は彼女に看護師と麻酔科医を紹介した。そのときのことを彼女は以下のように記している。

> 私は，いくつもの手に囲まれている。その手たちは，各々自分の領域を主張し，私のさまざまな部分に触れる。これはすでに何百回もされていることで心配する必要はないよと声が聞こえる。それにも関わらず，声から伝わるうわべの自信ややさしく体を扱われているくらいでは，私は安心できない。過去に私自身の中の大事なものを失くしたのとちょうど同じように，いま私はもっと多くのものを失くしている。私は，救出の可能性と交換に，私自身を見知らぬ者たちへ差し出す。手をつかむ者がいる，皮膚に針を滑り込ませる者がいる。ガウンを引きずり下ろす者もいる，私の胸に赤いバレンタインのハートを付ける者もいる。指が私のこめかみに冷たい軟膏を塗り，頭の周囲にきつくプラスチックの王冠をのせて絞める。いくつもの導線によって私はピコピコと音を発する機械につながれ，機械は私の脳と心臓の峰と谷を記録している。彼らは，私の口と鼻をプラスチック

で覆い，私に呼吸するように指示する。

マニングは，治療を無事に終えて仕事に復帰し，この本を書いた。

心理学者のノーマン・エンドラー博士は，抑うつ的となり，希死念慮に悩まされていた。精神療法は無効であった。抗うつ薬を服用すると，心拍の乱れ，排尿困難，拍動性の頭痛，吐き気，嘔吐，高血圧，失神発作を生じた。4ヵ月間薬物が調整されたがうまくいかず，外来ECTを受けることになった。その初回ECTの様子を彼は記述している[23]。

> 私はパジャマに着替え，看護師が血圧，脈拍，体温を測った。看護師と他のスタッフは，親しみやすく安心できた。私はくつろいだ気持になり始めた。麻酔科医が到着し，私にこれから注射をすると知らせた。私はストレッチャーに横になるように言われ，専用のECT室に運ばれた。ほぼ8時だった。腕に注射針が挿入され，私は100から逆に数えるように言われた。91まで覚えている。気が付くと，私は回復室にいた。大体8時15分だった。少しぼんやりして疲労感があったが，意識が混乱していることはなかった。記憶もしっかりしていた。自分がどこにいるかもしっかりわかった。私はそれからあと数分休み，クッキーとコーヒーを少し口にした。8時30分すぎ，私は服を着て，Beattyを探しにホールに降り，彼女の運転で家に帰った。家では朝食をとり，2，3時間横になった。午前遅くに，私は服を着替えた。痛みも意識の混乱も焦燥感もなかった。ECT前と比べて，抑うつがよくなった訳でもなかったし悪くなった訳でもなかった。

エンドラーは最終的にすっかり改善して仕事に復帰し，自分の経験を *"Holiday of Darkness（暗黒の休み）＝邦題　闇から光へ—ある心理学者の「うつ」からの回復記"* という本を書き好評を博した。

Notes

1. ある精神科開業医 1965.
2. Fink 1986.
3. 精神科治療における同意手続きの歴史とECTの特別な位置づけの背景は，

Ottosson and Fink 2004, Shorter and Healy 2007 に描かれている。（本書第 13 章も参照）

4. APA 1978 ； Ottosson and Fink 2004 ； Shorter and Healy 2007.
5. 情報冊子は，米国国立精神衛生研究所（National Institute of Mental Health）(Sargent 1986）と Somatic 社（Abrams and Swartz 1991）から入手できる。参考資料としての DVD（ビデオテープ）は，Fink 1986 ； Hillside Hospital 1999 ； Dartmouth Hitchcock 2002 ； Osborne 2006. が提供されている。
6. テキサス州とカリフォルニア州では，医師は ECT 治療を報告するよう求められており，裁判所命令で治療されている患者は，3％未満である。Ottosson and Fink 2004.
7. Parry 1981 ； Roy-Byrne and Gerner 1981. カリフォルニア州法がどれほど患者の治療の支障になったかについて，法律家以外による論述は Wyden 1998, 20 章にある。

   これらの規制は思春期の患者に対してさらに厳しく，改善を維持するのに必要な継続療法を妨げるものになっている（Wachtel et al. 2008.）。
8. APA 2001 ； Abrams 2002.
9. Rich 1984 ； Abrams 2002.
10. Petrides et al. 2001 ； Taylor and Fink 2006.
11. Rasmussen et al. 2007.
12. Sackeim et al. 2001.
13. Fink 2005 ； Taylor and Fink 2006.
14. Sackeim et al. 2001.
15. Kellner et al. 2006. この研究結果と結論は，Fink and Taylor 2007 により評価されている。
16. Prudic et al. 1990 ； Sackeim et al. 1990.
17. Fink et al. 1996.
18. 第５章，患者ヘレン
19. 第８章，患者スティーブン
20. Mulsant et al. 1997 ； Rasmussen et al. 2006.
21. Fink 1996b ； Taylor and Fink 2006.
22. Manning 1994. 幸せがこわれるとき：ある女性セラピストの鬱病体験，マーサ・

マニング著，吉田利子訳，ジャパンタイムズ
23. Endler 1990. 闇から光へ—ある心理学者の「うつ」からの回復記，ノーマン・S・エンドラー著，巽 美知子訳，小泉洋子訳，星和書店

第３章　治療技術

すべてのことは，簡単になる前は難しい。　　——フラー[1]

ECTの適応を判断することは，外科手術の決定と同様に難しい。医師が患者の症状から原因を捜しだす際には，探偵が謎を解くときのような知的過程が必要になる。医師は患者から話を聴き，疾患のあたりを付ける。疾患の身体的徴候を探し診断を絞り込むために，一般検査や特殊検査の施行を考える。医師が病歴，症状，徴候，検査結果を統合し，初めて謎への解答である“診断”へたどり着くことができる。多くの場合，医師は効果的で良好な予後が予想される特異的治療法を勧める。特異的治療法がない場合は，症状の軽減が目的の治療がなされる。

梅毒，糖尿病，甲状腺機能障害や他の身体疾患により引き起こされる精神症状では，医師は特殊な検査により診断を確認し，特異的な効果をもたらす治療を施行する。しかし，ほとんどの精神障害では，原因が明らかではないし，臨床検査で診断を絞り込むこともできない。

現在までの半世紀の間に，主に症状群により記載された精神障害の分類は300を超えた。しかし，特異的な効果をもたらす治療が提供できるのは2，3の精神障害のみである。精神療法や薬物治療が最適に施行されても症状を緩和させるだけで，障害を治すことはできない。ECTでも同様であり，特定の症候群，症状群を軽減させるだけである。そして，その効果は一時的であり，効果を持続させるために継続治療が必要である。

麻酔の選択や施行，電気量や電極配置の選択，安全な治療のための身体管理において，われわれの能力は少しずつ進歩してきている。以下では治療技術についての疑問に答える。

麻　酔

骨折は1930年代後半から40年代のECTにおいて最も多い副作用であった。1枚のシーツで胸腹部を包み込むことが骨折の予防には有効であったが，けいれんを抑制する筋弛緩薬を使用すればより有効であった。1953年までには，合成化学薬であるサクシニルコリンが迅速かつ安全に筋収縮を遮断することが知られていた。サクシニルコリンは経静脈投与されると，1分以内に効果を発現し，その後急速に体内で分解される。治療中の短時間のみ筋弛緩するのでECTには理想的な薬品だった。

筋弛緩薬は，背中や顎の筋肉だけでなく，呼吸筋も弛緩する。その結果，患者は麻酔下では自力で呼吸することはできず，麻酔専門医や麻酔専門看護師が呼吸をコントロールする。患者が呼吸苦を感じるなどのパニック感覚を抑えるために麻酔薬があらかじめ投与される。麻酔は非常に短時間で，麻酔薬としては筋弛緩薬と同様に体内で急速に代謝されるバルビツレートのメトヘキシタールが主に用いられる[2]。麻酔時間は通常10分もかからない。

純酸素での呼吸は記憶障害を軽減するので，高濃度の酸素を吸うことができるように患者の鼻と口の上にマスクを置く。肥満していたり妊娠後期であったりというような場合では，しばしば気管にチューブを挿入し気道を確保する。そのような“挿管”操作は，患者が就寝中に施行され，覚醒する前に取り外される。挿管は，全身麻酔では日常的な操作であり，術後に喉の痛みはときどき発生するものの，麻酔下に施行されるので不快感は引き起こさない。

ECT中には，唾液分泌が増加し，心拍と血圧が上昇する。これらの変化を和らげるためにグリコピロレートまたはアトロピンが，麻酔薬の投与直前にECT治療室で投与される。これらの薬品をECTの約30分前に筋注する場合もある。

ECT治療に参加する麻酔専門医は，確実に筋弛緩と酸素化の最適化を行う必要がある。

電気量

脳での発作を誘発するために電気刺激を用いる。電気はこの治療にとって不可欠ではない。かつての治療は化学薬品（ペンチレンテトラゾール）を注射したり吸入剤（フルロチル）を使ったりして施行された。電気刺激は，施行が簡単で安価であるために，他の方法より好まれている。

ECT装置では刺激のさまざまな特性を変えることができる。ECTが使用された初めの20年間は交流による“サイン波（正弦波）”の電気刺激がよく使用されたが，今日では“矩形波”に替えられている[3]。

必要な電気量は皮膚，頭蓋骨，介在する組織の抵抗に影響を受けるために，ECT装置では，刺激電極間の抵抗を見積もり，適切で安全な治療ができるようになっている。また，ECT装置では発作中の脳波，心電図を記録し，1回ごとの治療の質を評価できるようになっている。ECT装置では過度の電気が流れるのを防ぐ回路があり，電流により患者や医師が負傷を受ける恐れはない。

電気量は，年齢，性別，ECT施行日以前に処方された薬物の種類，用量，効果の持続期間により，患者ごとにさまざまである。われわれは，若年者より高齢者，女性より男性により多くの電気量を通電している。患者の年齢が高くなるのにおおよそ比例して，“発作閾値”は上昇する。発作閾値とは発作を誘発するのに必要な電気量であり，効果的な治療を施行するにはその閾値を超えなければならない。電気用量を見積もる方法には，年齢性別に基づく電気用量表を使い初回治療時に必要な電気用量を定める方法がある。

発作閾値を見積もるために，心理学者が開発した他の実験的な方法（滴定法）もある。初回治療時の電気刺激は，低すぎる刺激用量から始め，発作が起こるまで刺激用量は上げられる。見積もられた発作閾値を一定量超えた電気用量で，その後の治療が続けられる。この方法では，十分な発作を誘発できなかった不適切な電気刺激を受けるために，不必要なリスクを負うことになる。この方法は，右片側電極配置が使用された場合には必要であるが（臨床的効果を得るためには発作閾値の少なくとも6倍の電気用量が必要），両側性電極配置では，年齢性別の表から効果的で安全な刺激用量が決められるので，必要ではない。

刺激電極

通電は，両側のこめかみ（両側側頭電極配置：bitemporal electrode placement：BT）または一側のこめかみと同側の後頭部（右片側電極配置：right unilateral electrode placement：RUL）に設置した，通常直径2.5～5cmの平たい電極を介して行われる。前額部に7.5 cm程離して電極を設置する場合もある（両側前頭電極配置：bifrontal electrode placement：BF）。治療効果と有害事象の程度は，電極配置によって大いに異なる。発作を誘発するために，両電極間に電流を流さなくてはならない。電極は頭皮に貼り付けられるかゴムバンドで留められる。今日よく使用される電極は，プラスチックに包まれた柔らかいもので，頭皮に貼り付けるタイプである。電極は痛みや不快感がない場所に貼られ，患者が眠り治療のためのすべての準備がなされた後はじめて通電される（**図3-1**）。

脳にはその機能ごとの中枢がある。右利きの人では，言語と記憶の中枢は左半球に，つまり優位半球側にある。左利きの人でも，言語中枢は通常左半球にあるが，一部の人では右半球にある。かつてRUL ECTの施行する場合には，まず始めに利き手を調べ，非優位半球側へ電極を配置していた。しかし，そのような手順は，もはや施行されなくなり，必要ないと考えられている。

言語と記憶への通電の影響は，通電される半球によって増減する。非優位半球側への通電は覚醒時の見当識や記憶への障害を減弱する。95％以上の人で言語と記憶の優位半球は左半球であるので，片側電極は通常右半球（90％以上の人で言語の非優位側である）に置かれる。これが片側非優位側ECT（RUL ECT）と呼ばれる。

しかし，片側ECTは臨床的には効果が低く，BT ECTと同じくらい迅速に効果が発現することはない。米国政府のサポートによる2つの大規模多施設研究の報告によると，RUL ECTでの寛解率が55％であったのに対して，BT ECTは84％であった。また，寛解までの平均治療回数はBT ECTは7.3回で，RUL ECTは10.5回であった。BT ECTはRUL ECTに比べて，平均3回の治療と1週間の疾患持続期間を短縮することができた[4]。

電極配置の違いによる記憶への影響は，これらの研究において有意差がないことが示された。2種の電極配置を比較し，測定された発作閾値の何倍もの電

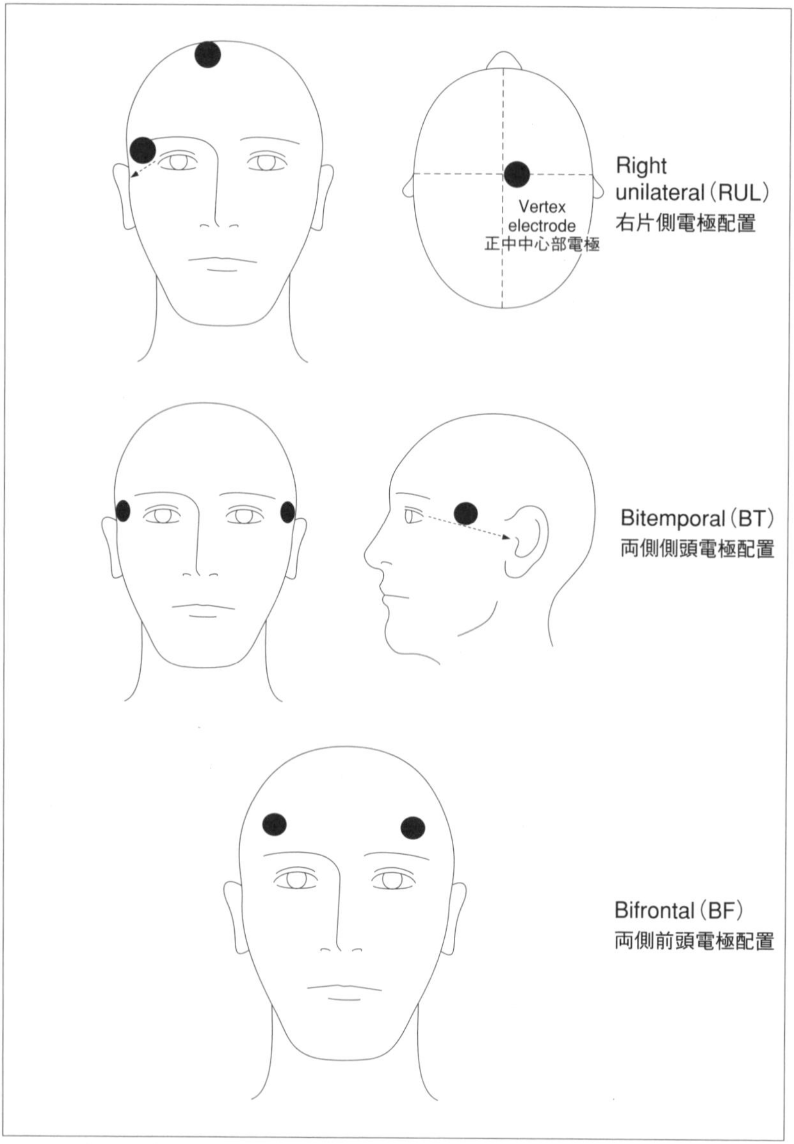
Vertex
electrode
正中中心部電極
Right
unilateral（RUL）
右片側電極配置
Bitemporal（BT）
両側側頭電極配置
Bifrontal（BF）
両側前頭電極配置

図3-1　刺激電極配置

気量を施行することによりRUL ECTの効果を増大させようとした研究では，RUL ECTとBT ECTの効果が同等の場合には，記憶検査への影響に差はないことが明らかにされた[5]。

片側電極配置でのECTでは，十分な発作の誘発を抑制する薬物の使用と電気用量への特別な注意が必要である。電気刺激の即時的な作用は心拍を低下させることである。発作が始まると心拍は上昇する。もし心拍を低下させる即時作用が発作により帳消しにならなければ，心拍は急激に低下したままとなり患者に危険が及ぶだろう。閾値の測定は，片側電極配置で適切な電気用量を選択する際には欠かせない手順であり，発作閾値を超えない刺激も避けられないものである。心拍の低下を予防するために，通常は抗コリン薬が麻酔時に投与される。

ECTに紹介される患者は重症であるので，迅速で効果的な治療がなされるために全力が尽くされる。40年以上もの間，ECT直後の錯乱と見当識障害をできるだけ少なくするために，ECT施行医は寛解率の低い片側治療に甘んじていた。ECT後の錯乱が減少することは，疾患持続期間がさらに1週間延長し，医療費が増大し，ECTの回数増加による身体的負荷の増えることと釣り合わなくてはならない。今日，精神病症状を伴わないうつ病の患者へどのタイプのECTを勧めるかについては意見が分かれている。最大電気用量の片側ECTを勧める医師もいれば，年齢に応じて用量設定した両側ECTを勧める医師もいる。若い患者で，身体的には健康で，記憶や認知への影響に対して不安が強く，急速な精神症状の改善が必ずしも必要ではない場合には，片側ECTを勧める医師もいる[6]。精神病，カタトニア，躁病の患者で身体的に問題のある患者では，最小限の回数で急速な改善が望まれるために，ほとんどの医師は両側ECTを勧める。

生理学的モニタリング

心臓，筋肉，脳の活動は，発作中に著しい変化を示す。最初に，心拍は低下しそれから上昇する。心拍は通常1分間に68から78回であるが，発作が始まると110から130回に上昇し，発作中は頻脈を維持する。発作が終了すると，心拍数は急速に正常の数に戻る。

血圧も発作に伴って上昇し，発作が終わると元に戻る。収縮期血圧は通常110から160mmHgであるが，発作中は140から200mmHgに上昇する。治療中の血圧や心拍の変化は必要時に薬物で調節される。

血中酸素飽和度は酸素の最大運搬量の98から100％に維持される。血中の酸素レベルが低下すると，麻酔科医により患者の呼吸回数が増やされ，肺へ十分量の酸素が供給される。

発作の質は3つの手段で評価される。下肢の運動発作が観察され筋肉の電気的活動の律動的変化が筋電図（EMG）にて記録されること，心電図（ECG）で心拍の変動が観察されること，脳の電気的活動が脳波（EEG）で記録されることである。

運動発作の持続時間は20から60秒までである。心拍の変動の持続時間は25から100秒まで幅があり，脳波発作の持続時間は30から150秒までとさまざまである。脳波発作が180秒以上続く場合には，効果を得るために必要な発作時間より長過ぎるので，ベンゾジアゼピンの静注により発作は止められる。ジアゼパム，ロラゼパム，ミダゾラムがよく使用される（訳者注：日本ではロラゼパムは経口薬のみ使用可）。

効果的な治療

1回ごとのECTが期待される効果を発揮しているかどうかをどのように判定したらよいのだろうか？ ECTが効果的かどうかは，ECT中の脳波の変化によって決められる。発作持続時間が，運動発作は25秒以上，脳波発作は30秒以上が必要で，それを満たせばECTが効果的であるとされた時期があった。しかし，これらの基準は十分とは言えなくなっている。有効な治療に必要なECTの回数を注意深く調べると，脳内の変化は配置電極の種類や電気用量により著しく異なることが明らかにされた。今日，効果的なECTとは，十分な発作時間とともに脳波発作の質への注意も必要とされる。運動発作で25秒以上，心拍の上昇が30から50秒，脳波発作で30から150秒であることが，今日認められている最低基準である（効果的な発作パターンは第10章に記載した)。有効性を判定する他の手段は，プロラクチンの血中濃度である（プロラクチンはペプチドの一種で発作により血中に放出される）[7]。

うつ病の患者では，最も信頼できる治療有効性を示す指標は，対人行動が普通になり，気分，食欲，睡眠，興味関心が改善してくることである。3から5回のECTでこれらの指標が改善しないならば，治療効果が弱いことが考えられる。もし改善の兆候がない場合には，医師は治療技術や診断を見直す必要がある。

思考障害の患者では，睡眠と食欲が始めに改善する。次に興奮や落ち着きのなさが改善し，最後に，自分の思考障害は過去の奇妙な体験だったと回想するようになる。

カタトニアはECTによく反応する。無言，拒食，姿勢常同，通常の日常活動の拒絶がみられる患者では，ECTコースの初めの3～4日間では毎日の治療が必要な場合もある。主要な症状が消退し始めると，通常の治療スケジュールに戻される。

躁病患者で，躁状態と抑うつ状態の混合状態，急速に気分が交代する場合，錯乱状態では，治療スケジュールへは特別な配慮が必要となる。連日のECTが必要となることが多く，それらの重度の症状が軽快した時点で通常の治療スケジュールへと戻される。

ECT 認定精神科医

ECTを施行する精神科医は，始めに内科医として，その後精神科医として教育され，精神病院での研修中に経験を積む。さらに研修を受けたい場合は，1日から5日間の特別なECTフェローシッププログラムを受講する。

ECTの施行を希望する精神科医は，手術を施行する外科医と同様に，病院の医療設備を使用してもよいという医療委員会の許可を得る必要がある。設備の使用許可を得るには，アメリカ精神医学会（APA）と病院認定合同委員会（JCAHO）により提言された基準に応じた各病院で定められた必要条件を満たさなくてはならない。

ECTの研修を受けていない精神科医がECTの治療を要請された場合，ECT

コース中に患者の治療に責任を負えるECT認定精神科医へ患者を紹介する。ECT後にはその後の治療を継続するために，ECT精神科医は紹介元の精神科医に患者を逆紹介する。継続ECTは通常両方の医師で経過を診ていく。

ECTが施行される場所はどこか？

病院か外来治療センターにある特別な装備がある場所でECT治療が施行される。各ECTセッションが終われば患者は帰宅できる。専門家によってECTが安全に施行される場合は，特に入院治療は必要ではないが，患者の状態が看護師の継続的な観察を要する場合には，入院が必要となる。衰弱した高齢者，希死念慮，妄想による殺人願望，昏迷状態，錯乱状態，精神運動興奮状態，カタトニアでは，通常入院治療となる。

ECTを施行するすべての施設で，外来でECTを施行する設備が完全に整っているわけではない。外来ECTでは，精神科医と顧問の内科医，歯科医師，麻酔専門医との連携が必須である。外来ECTを受ける患者には，定められた処方を確実に内服させ，ECT前には絶食を守らせ，麻酔の影響が消えるまで患者を保護する介護人が必要である。こういったケアが受けられない患者では，入院治療が必要である。

ECTで特別に必要とする設備は，発作を誘発するのに必要な電気量を調節して通電できる装置，麻酔を施行する器具，発作を監視できる装置である。多くの病院では，ECT治療室と回復室は精神科の病棟の一部にあるか隣接している。

Notes

1. Fuller 1732.
2. 通常使用される麻酔薬は，エトミデート，プロポフォール，ケタミン，チオペンタール，レミフェンタニールから選ばれる。ECTに好ましい麻酔薬の特性は，急速に効き，持続時間がとても短いことである。
3. 今日の矩形波によるECTでは，周波数は30から70ヘルツで，パルス幅は0.3から2.0ミリ秒で行われている。米国で認定されている装置では，刺激持続時間は 0.2 から 8.0 秒で，25 から 500 ミリクーロン（mC）の電気量が通電される。この装置では，これらのパラメーターを変えることができ，脳波や心拍数のモニターも装備している。

1938 年から 1980 年まではサイン波（正弦波）で通電するタイプの装置が普及していた。この装置は，米国では 110V の普通の壁のコンセントにつなげることができ，変圧器で 70 から 170 ボルトまで電圧を調整できた。0.1 秒刻みで設定できるタイマーで電気量をコントロールできた。このようなタイプの通電は効率的ではなく，ECT 終了直後の覚醒度や見当識を悪化させるものであるので，今日ではもはや勧められる装置ではない。

4. Sackeim et al. 2001.；Kellner et al. 2006.
5. McCall et al. 2000.
6. Abrams 2002.
7. Fink 2000.；Abrams 2002.

第 4 章　有害事象と記憶の問題

われわれは憶えていることより忘れることの方が多い。
——フラー[1]

これまで書いてきた通り，ECT は，不快感の少ない，リスクのわずかな，ほとんど禁忌がない治療法である。ECT 直後では，頭痛，背部痛，悪心，嘔吐がよく見られる。それらは，軽い鎮痛薬の投与，ときには麻酔薬の変更で軽減する。ECT 開始当初では，脊椎骨折を合併するリスクはあったが，現在では筋弛緩薬の使用により予防されている。かつては，遷延発作はときどきみられたが,現在では年齢に応じて正確な電気用量を設定し麻酔を調節することで，遷延発作の発生を予防している。遷延発作が生じたときは，見つけ次第治療される。

ECT 中の死亡率は極めて低く，自然分娩での妊婦の死亡率よりも低い[2]。患者の半数が高齢者か全身衰弱状態か重篤な疾患に罹患していることを考えれば，この死亡率の低さは驚異的である。この死亡率の低さは，現在の治療手順が基本的に安全であることを示している。実際に精神科入院患者では，ECT を施行された患者は，施行されていない患者に比べて平均寿命が長いという報告もある。ECT で治療された患者は，治療されたことがない患者に比べて，自然の原因による死亡率は低いが，自殺率は高いと言われている[3]。

記　憶

患者と家族がECTに同意する際に主な問題点となるのは，ECTによる記憶障害についてである。自らの過去，職業上の能力，子どもや知人の名前の記憶や，身の回りのことをする能力を，まるでアルツハイマー型認知症の患者のように忘れてしまうイメージが強いので，医師はECTを勧めることをためらい，患者の多くはたとえECTが生存のための主要な手段であったとしても治療を拒否してしまう。

そのようなイメージは間違っている。

記憶障害に対する怖れは，ECTが開始されたばかりの10年間に行われた無麻酔で酸素投与なしのECTを施行された患者たちの報告の影響が大きい。そのような方法のECTでは重症でしばしば持続的な記憶障害が発生した。臨床でのECTの実践方法は変更され，現在では，十分な酸素投与や電気刺激用量，麻酔，発作の記憶への影響を最小限にする技術的改良がなされたので，もはや記憶障害はECTでの深刻な問題ではなくなった。ECTにより今まで学んだ技能，人生上重要な出来事の記憶，家族を認知する能力を永遠に失ってしまうという怖れを抱く理由はもはやない。通常，患者は復職できる。改善するにつれて，家族や社会的政治的出来事に再び関心を持ち，病気になる前と同等の能力を回復することができる。

実際に治療を受けると治療後の数日から数週間は，記憶への不安を強く感じる。麻酔と発作により，治療当日の出来事の記憶が障害される。患者は通常困惑し，治療日の記憶を思い出すのが困難になる。治療は数週にわたって繰り返されるので，治療コース中の出来事は患者にはっきりと認識されることも患者の記憶に留まることも少ない。出来事はまるで霞がかかったように感じる。見舞いにきた家族もこの様子を見ていれば，患者の問題に自然に共感できるだろう。

年齢は，ECTによる記憶障害を決める重要な因子である。若い患者では，通常，記憶障害はすぐに完全に回復する。高齢者では回復に時間がかかるために，家族には患者が混乱して意識がはっきりしていないように見える。高齢者でのこういった現象を見ると，患者，家族，看護師，介護士は不安になり，ECTでは記憶に著しい障害を与えるという考えがより広まることになる。

記憶の障害が精神障害の回復には必要であるとは限らない。ECT が使用され始めた数年間は，精神疾患は子ども時代の不快な出来事という隠された記憶から生じるという精神分析家による仮説が，精神医学の主流を占めていた。その記憶を受け入れることが，回復には必要であると考えられていた。ECT を施行された患者が急速に回復するのに驚いた精神分析家は，ECT は幼少期の記憶を抑圧すると考えた。こういった考え方はもはや支持されていない[4]。

ECT を受けにくる患者のほとんどは，自分の病気への不安，注意散漫，薬物治療の直接的な影響によって，最近の出来事の記憶が障害されている。ECT で精神症状が回復するにつれて，記憶力が改善する。このように記憶が劇的に回復する例は，例えば仮性認知症というメランコリアの重症型で記憶障害が著しい患者の治療過程で見られる。こういった患者では ECT により記憶や見当識の障害は改善される。第 5 章にこのような症例を提示した。

記憶障害の持続的な訴え

自分の記憶が完全には戻らない，記憶に途切れがある，仕事上の能力が落ちたと主張する患者もいる。そういった患者らは，霞がかかったか夢をみているかのように，さっきの場面が遠い昔のように感じると訴えるが，以前の能力を使い普通の日常生活を送ることはできる。こういった記憶の訴えを主張する少数の患者では，精神障害の再発もなく，社会へ働きかける政治的活動で成功したものもいる[5]。しかし，このような持続的な記憶障害の訴えはまれである。

小説や映画では，ECT 後に急に錯乱や見当識障害が出現する様子が強調されている。その結果，ECT は記憶を著しく障害するものだと一般の人々は信じてしまっている。ECT に反対する精神保健の専門家はキャンペーンを行い，ECT は持続的に記憶障害を引き起こすというイメージを人々に植え付けた。実際の ECT を知らない家庭医，精神療法家，精神保健関係者は，記憶障害への恐れを持ち続け，このような通俗的なイメージで ECT を説明し続けている。

記憶への不満の原因

抑うつ的または妄想的な考えに頭がいっぱいになったり，気分が落ち込んだり，希望も救いもないと感じたり，自らを傷つけようと思ったりしたとき，患者は自分の人生での出来事をどうでもよいと感じてしまう。体験を長期記憶へ貯蔵するのに，体験に対しての何らかの感情が必要であるといわれているが，感情が湧くような出来事はほとんどない。そういった状態では，患者は家族や友人の言葉や行動を誤解し，毎日の出来事を歪んで受け取っている。精神障害の症状，苦悩，不快感に頭がいっぱいで，最近の出来事を尋ねられてもぼんやりして，ためらいがちで，困惑してしまう。反応はゆっくりで，ぼけたようにさえ見えるので家族はアルツハイマー病を心配する。仮性認知症（pseudodementia）は，こういった状態を表すために作られた専門用語である。仮性認知症は，感情障害や精神病性障害の場合によく出現する。

キティ・デュカキスが自らのECT体験を書いた本で述べている通り，年齢は重要である[6]。ECTを勧められる患者の多くは高齢であり，想起障害という加齢による生理的物忘れが元々あった可能性が高い。ECTを受けた患者でこのような加齢による物忘れが見られると，すべてECTによるものとして必要以上に強調されてしまう。

見逃されることが多いが，向精神薬の影響で健忘が起こる。精神障害の治療に処方されるすべての薬物は脳へ科学的生理学的に作用するもので，これらの薬物をECTコース中も継続すると記憶へも影響を及ぼす。脳細胞のすべての生化学的変化は，認知と記憶を変えうる。これらの薬物には，ジアゼパム，アロプラゾラム，ロラゼパム，ジフェンヒドラミン，ゾルピデム，エスゾピクロン，抱水クロラール，バルビツレートなどの鎮静剤や催眠誘発剤があり，リチウムや三環系抗うつ薬であるイミプラミン，アミトリプチリン，ドキセピンがあり，クロルプロマジンの古典的な抗精神病薬とクロザピン，リスペリドンのような新世代抗精神病薬がある（エスゾピクロン，ドキセピンは日本では未発売）。

うつ病患者の睡眠を改善するために抗不安薬や鎮静剤がよく処方される。そういった薬物の影響による見当識障害は内服した翌日までもちこす可能性がある。たった1回の内服でさえ24時間，内服を繰り返した場合はそれ以上の時間，運転能力に影響を及ぼす可能性がある。薬物耐性（身体が薬物の代謝や分解に慣れることにより，薬物の効果が減弱）が急速に形成され，望ましい効果を得るためには，多量の薬物を内服しなければならなくなる。その結果，記憶は数日間障害されるかもしれない。こういったことは身体から抜けるのに時間がかかる長時間作用型の鎮静剤の場合に特に当てはまる。

リチウムは血中濃度に応じて記憶力へ影響を与える。血中のリチウムレベルは昼夜で変化し，その結果脳でのリチウムレベルも変化する。リチウムが吸収され，明らかに注意集中力や記憶力を障害する点まで血中濃度は急激に上昇する。その作用は夏に起こることが多い。なぜなら夏には，汗をかいて脱水状態になっており，リチウムが身体から抜けるのに時間がかかるからである。

従来の三環系抗うつ薬は，適量でさえも集中力や記憶力へ影響を及ぼす。これらの薬物がECTコース中に投与されていると，困惑や見当識障害が悪化する場合がある。高用量の古典的三環系抗うつ薬が投与されたり，間違って多く内服してしまったりすると，組織や血中レベルが上昇し，精神運動興奮が起こることもある。記憶への影響が低いとされている新世代の抗うつ薬でさえ，著しい影響を及ぼす可能性がある。

アルコールは，ビール，ウイスキー，ワインなど種類を問わず，少量でさえ，記憶力に作用する。鎮静剤またはリチウムまたは抗うつ薬を内服している患者では，飲酒することによって健忘をさらに悪化させる可能性がある。

医療者には向精神薬の記憶への作用はよく知られている。しかし，臨床診療では，薬物が認知や記憶に及ぼす作用について必ずしもよく注意されているわけではないので，こういったことを説明されることは少なく，患者と家族にとって認知障害や記憶障害といった有害事象への心構えは十分とはいえない。維持治療時によくある薬物とECTが併用されているときに，患者の記憶力の低下がみられると，ECT単独の作用で記憶障害が起こったとされる。こうして一般の人々が持つ精神科の治療による認知障害への恐怖のすべてをECTは背負わされてしまっている。

麻酔の記憶への影響

ECT 中に麻酔を受けた患者は治療室での記憶がほとんどない。麻酔の効果が切れてくると，混乱し落ち着きがなくなる。さらに覚醒し，医師や看護師の顔や声がわかるにつれて，落着いてくる。名前を呼ばれるとすぐに反応し，どこにいるかがわかり，日時を思い出すことができる。人の見当識障害は5から30分間以内に，場所の見当識障害は10から40分間以内に，時の見当識障害は1時間までに改善する。回復までの時間は，高齢者では遷延する。患者は治療後に自室へ戻るが，その後数時間は周囲の様子に気づいたり，出来事を思い出したりするのが困難である。そして，家族の面会を受けたときに，眠たそうにぼんやりして見える可能性もある。

麻酔には記憶に対する即時的な作用と持続的な作用がある。麻酔により治療中の出来事は記憶されず，麻酔が始まる数分前の記憶を想起するのさえもしばしば困難にする。麻酔の作用は数時間持続し，身体から抜けていくにつれてゆっくりと減弱していく。麻酔の作用は高齢者や肝障害・腎障害がある患者では遷延する。なぜなら，それらの患者では，麻酔薬が身体から抜けるのがより緩徐だからである。

若年者は麻酔が施行される直前の出来事をECTの直後に想起することができる。彼らは治療のすぐ後に読書したり，何かを書いたり，楽器を演奏したり，チェスやブリッジのゲームをしたりという高度な知的行為が可能である。しかし，高齢者での知的行為の回復は時間がかかり，まれには数日間必要な場合もある。

血中酸素濃度も記憶に影響を及ぼす。麻酔専門医が気道を確保し，適切に肺を酸素で満たすことができないと，血中及び脳内の酸素レベルは低下する。ECTが開発された当初は，酸素レベルを適切に保つことにほとんど注意が払われず，数分間患者の呼吸が止まることがあり，血中の酸素濃度は低下し，皮膚が青くなった。血中酸素化が不十分であると，脳内で酸素が不足し脳は適切に働くことができなくなる。無酸素状態が何分間も続くと，患者は持続的な記憶障害になる。こういった事故が頻繁だったために，記憶障害はECTが効果的に作用するには避けることができない合併症であると考えられていた。ところが，スゥエーデンの精神科医グンナー・ホルムベリの研究はECTが高酸素

濃度で施行されると記憶への有害作用を最少化されることを明らかにした[7]。1950年半ばまでに，持続的な酸素化はECTでの標準的な技法となり，血中酸素濃度は持続的に監視され，低下があればすぐに補正されるようになった。

記憶に影響を及ぼす患者個人の要因

記憶に影響を及ぼすのは，患者の年齢，精神障害の持続時間と重症度，身体疾患の存在と重症度，電気量・電極配置・治療の頻度や回数といった技術的要因である。これらの要因のなかでは，年齢が最も大きく影響する。人は歳をとると最近や昔の記憶を忘れることを心配するが，その上，うつ病に罹患している高齢者では自分の病気への心配も加わる。

数ヵ月，時には数年もの長い間，精神障害が未治療の患者も多く，その未治療期間では不安が強く人生上の出来事を認識したり記憶したりできなくなっている。それらの患者が回復したときに，精神障害に罹患している間に起こった出来事を再生できないことがしばしばあり，とりわけECTを依頼されるほど重症の時期ではよくある。精神療法で治療しようが，薬物で治療しようが，ECTで治療しようが，患者が病相期の記憶を思い出せないのは同じであるが，通常ECTを勧められる患者は重症であり，病相期が最も長いので，記憶障害の程度は最も重症である。

ウィリアム・スタイロンは，自著である“*Darkness Visible：A Memory of Madness*（*見える暗闇：狂気についての回想*）”の中で[8]，

> 私の行動はまさに病気の結果としか言いようがなかった。その病気は，錯乱，精神集中不能，記憶喪失といったよく知られた悪い特徴のいくつかを示すまで進行した。今後，私の精神は分断され，めちゃくちゃになるだろう。今や私の気分は２つに引き裂かれてしまった。早朝の平穏期と午後と夜の増悪期とに。…そういったときは，ぼうぜん自失に陥っているために合理的に思考することができない。この状態を絶望的な昏迷状態という他はなく，通常の知覚の代わりにこの尽きることがない強い苦しみが支配する。…今や将来の出来事とともに希望のすべてが消えさってしまうとこ

ろまで来てしまった。私の脳は，思考する器官というより毎分毎分苦しみの変化を記録する器具になってしまった。

ECTの記憶への有害事象に関する報告は一般向けの出版物にも見られる。数十年前に精神科医が，高電流の両側性ECTを施行された。その体験は，ECTへの非難と結び付けられることになった[9]。彼の記述では，

治療に先立つ1週間の出来事の記憶が，最もひどく障害されているように思われる。数年前の出来事の記憶はほとんど障害されていない。…完全に忘れてしまったことを話されると，それは全く奇妙でなじまないものに聞こえる。作り話をされたような感覚になる。その詳細な説明が，まるで信じ込ませるための話を作っているかのように，無用に入念に思えて，全体的にほとんどばかげたものにみえる。それから，話の断片が正確に並べられる。例えば，名前が思い出され，一連の出来事や事実がふいに心に浮かぶ。1つの要素が次の要素を導くように，流れに沿って興味深く手探りしていることにふいに気づく

彼は，体験談として，思い出すことがいかに困難だったかを記している。

2ヵ月後には，記憶の欠損は完全になくなったが，面白い例外があった。数ヵ月後の学会で，私は顔をよく覚えている精神科医に会った。しかし，彼の名前も以前どこであったかもわからなかった。私は友人にこのことを話し，「これはECTのせいに違いない」と言うと，友人は，「覚えていなくて当然さ，君にECTをしたのは彼なんだからね」と答えた。

キティ・デュカキス（マサチューセッツ州の元知事の夫人）も，自著の*"Shock ： The healing power of electroconvulsive therapy（ショック：電気けいれん療法の治癒力）"*の中で，ECTの記憶への影響力について記している[10]。彼女は，数十年のうつ病，アルコール依存症，解毒治療，鎮静剤乱用，自殺企図の末に，ECTを勧められた。ECTへの反応は非常によく，最近の数年間は外来で定期的な維持ECTを受けていた。彼女は，人の名前や以前の特定の出来

事の想起しづらさを，「私が忘れたことは（思い出すきっかけさえあれば），通常は思い出せる。」と記述している。現在は維持ECTを受けているが，「最近ではECT治療後の記憶障害は軽くなっている」と書き，「同時に，まだ残っている記憶障害をある程度埋め合わせる方法を学んだ」とも記載している。電話番号を確認するために家族や友人に電話する。「たしかに私は69歳であるという現実があり，私が人々の名前や住所などを思い出せないことに年齢が関係していることを知っているけれど，そんなことは忘れてしまいたい」とも書いている。

英国の精神科クリニックで働く文芸家であり社会科学者でもある女性が，“*Choosing ECT（ECTを選択して）*”という回想録に自分の体験を記述している[11]。彼女は反復性重症うつ病に罹患していた。

> 私は本当に苦しんだが，最も私を苦しめたのはうつ病という一般的な用語を使って説明される苦しみではなかった。私にとって最も苦痛なのは，適切に考えられないことだった。薬物治療を受けていたが，働くことも読書することも車を運転することも些細なことを決断することも身の回りのことをすることもできなかった。

第２章で論じたマニング博士のように，彼女がECTを検討し始めると，友人はECTの弊害を忠告し，記憶を失い書くこともできなくなるだろうと言った。１コースのECT後に，彼女は仕事を再開することができた。

> どうですか？何でもないです。私は注射をされ，眠りに落ち，数分後に起こされた。…３週間のECTコース中に記憶への支障は多少みられた（誰が見舞に来たとかを思い出せなかった）。私が簡単に書き留めておいたものから思い出すところを見ていた友人には，私の記憶障害は私が思った以上に悲惨であると映っただろう。しかし，記憶への影響は長くは続かなかった。私の仕事は多くを記憶することが要求されるが，最後の治療が終わってすぐに仕事を再開することができた。現在では３ヵ月程経つが，私の記憶能力についての不満は聞かされていない。

さらに彼女は以下のことも記している。

> ECTを受けた後でもっとも腹立たしかったのは，ECTは脳に回復不能の損傷を引き起こすと信じている人々が，質問やクイズで私の記憶を試したり，友人に私の状態を尋ねたりすることだった。例えば，「あなた本当に大丈夫？」とこわごわと尋ねたり，「レイチェルは実際に元気なのだろうか？」とひそひそ声で話しかけ，「大丈夫」と返事をしても明らかに納得しかねる様子を見せることだった。

結局のところ，精神疾患は心や記憶の器官である脳の障害である。薬物の処方や脳での発作の誘発や精神療法による患者の精神状態の緩和といったわれわれの取り組みは，脳機能の変化を目的としている。現代の薬物的及び身体的な治療介入により精神障害を治療する際，記憶機能が変化することはある程度避けられない。ECTは精神機能の変化を促す強力な治療手段であるが，現代のECTの治療手技では，記憶への副作用は治療が終了して6週後には測定できない程度まで減少している。それを考慮すると治療後6週以上奇妙な感覚や思考の緩慢を自覚する患者は，精神疾患の再発か，継続薬物治療での副作用か，PTSD（心的外傷後ストレス障害）でよくみられる身体化反応という心理的反応を起こしていると思われる[12]。

臨床技術の向上によりECTを受ける多くの患者の副作用は減ったが，他のすべての治療を受ける患者と同様にECTを受ける患者は治療がどんなに進歩しても付随するリスクがゼロということはない。ECTの施行が勧められる患者にとって，ECTを受ける利点と比べて記憶障害の危険は小さく，患者とわれわれ治療者にとってこの治療が使えるということは大変幸せなことである。

Notes

1. Fuller 1732.
2. Abrams 1997, 2002.
3. Munk-Olsen et al. 2007.
4. Shorter 1997 ； Shorter and Healy 2007.
5. Roueche 1974 ； Donahue 2000. これらや他の例についても Fink 2007 で説明して

いる。

6. Dukakis and Tye 2006.
7. Holmberg 1953.
8. Styron 1990. 見える暗闇：狂気についての回想，ウィリアム スタイロン著，大浦 暁生訳，ジャパンタイムズ.
9. ある精神科開業医 1965.
10. Dukakis and Tye 2006, Chapter 9, pp.156–163.
11. Perkins 1996.
12. Fink 2007.

第５章　うつ病

死にたい。死にたいと思うなんて信じられないけれど，希望，信念，愛よりも今強く感じるのは死にたいという強烈な感情だ。この身の置き所のなさは，もう限界だ。自殺で頭がいっぱいだ。死にたくなんかない。もうこんな状態で生きていけるとは思えないだけだ。

——マニング[1]

ECT は気分障害の治療に最も多く使われている。われわれが精神内界で体験する感情状態は，どのように他の人に接したり反応したりするかで露わになる。気分は日々の状況に伴い変化し，特に身体的健康，疲れ，飢え，ホルモン活動など身体条件に左右される。

気分は精神内界で体験され，激しく変動する。気分の障害には以下の２つが知られている。うつ病，すなわち*うつ病性気分障害*（*depression*；*depressive mood disorder*）では，悲嘆，絶望，将来への恐れ，生きることに意味はないという持続的な考えが主な症状であり，*躁病*，すなわち*躁病性気分障害*（*maina*；*manic mood disorder*）では，興奮状態，誇大性，浪費，エネルギーが増強した感覚が主な症状である。現在の精神医学分類では，躁病は双極性障害（bipolar disorder）に，うつ病期は*大うつ病性障害*（*major depression*）に分類される[2]。

うつ病性気分障害では身体機能に障害が出る。患者には睡眠障害が現れ，食欲低下による体重減少が見られる可能性があり，数週間で体重の 20％が減少することもある。仕事，性生活，家族での活動はおろそかになる。未来に希望はなく，どうすることもできないと思いこみ憂うつな気分に満たされている。

しばしば落着きがなくなり興奮する。メランコリー型うつ病という悪性の症候群の基準に合致するものも多い[3]。

うつ病患者は，無力感，絶望感，無価値観に圧倒されて，自殺が頭から離れない。他人が自分のことをじっと見ているか話題にしている，誰もいないのに声が聞こえる，配偶者の浮気の心配で頭がいっぱいになると患者は考えている場合もある。テレビや映画で放映されたことが，直接自分のことを言われたように思われることもある。これらは妄想であり，こういった思考障害を伴う重症のうつ状態は，*妄想性うつ病*（*delusional depression*）か*精神病性うつ病*（*psychotic depression*）と名づけられている。これらの障害では，ほとんどすべて入院して，集中的な治療が必要である。

うつ病の患者は，最近周囲で起こったことをほとんど憶えておらず，記憶に障害がある。この形のうつ病はアルツハイマー型認知症との鑑別が困難な場合もある。うつ病により認知症の症状が引き起こされた場合，その症状は治療により回復する。これは，*仮性認知症*（*pseudodementia*）または*治療可能な認知症*（*reversible dementia*）として知られている。

他には，引きこもり，無言症，拒絶症が前景に立つ形のうつ病もよく目にする。飲食を拒絶し，椅子に硬く座るかベッドにじっと臥床し，質問や命令には反応せず，昏迷状態を呈している。この状態はカタトニアまたはうつ*病性昏迷*（*depressive stupor*）として知られており，特別な治療が必要とされる。

うつ病の亜型を見定めることは有用である。なぜなら特別な治療を必要とする亜型があるからである。メランコリー型うつ病や仮性認知症の患者は三環系抗うつ薬に反応するが，精神病性うつ病では効果を得るには抗うつ薬と高用量の抗精神病薬を必要とする。カタトニアの特徴を伴ううつ病患者は，バルビツレートとベンゾジアゼピンに反応する。単極性うつ病と双極性うつ病では異なる薬物が投与される。どちらのうつ病もECTに反応する。

うつ病性気分障害では，自殺だけではなく，癌や心疾患などの身体上の変化が起こることで，早期死亡の確率が上がる。ある大都市の1年追跡調査では，うつ病の患者はそうでない患者より,より死ぬ確率が高いことが見いだされた。この所見は10年後の大規模研究や別の16年後の大規模研究でも確認された。精神障害で入院治療が終了してから2年間は，自然死，不測の原因による死，自殺による死亡率が高い[4]。自殺での死亡率が高いのはうつ病の患者に限定されず，すべての精神障害の患者で報告されている。

効果的な治療はこれら全般の死亡率と自殺を減少させる。追跡調査では，ECTを受けた患者は，薬物治療を受けた患者に比べて，追跡期間中の生存率が高く臨床上の改善が大きい。うつ病での自殺企図については，ECTを受けた患者の自殺率（0.8％）は，抗うつ薬単独で治療された患者のもの（4.2％）より少なかった。別の研究でも，ECTを受けた患者の自殺率（0％）は，抗うつ薬で治療された患者のもの（10％）より少なかった[5]。特に気分障害の患者では，精神障害者の死亡率へのECTの効果は，重視すべき事項である。

メランコリー型うつ病の患者では，血清コルチゾル（ストレスへの身体反応を調整するホルモン）が異常に上昇し，特に入院するほど重症な患者で際立っていた。驚くべきことには，効果的な治療を行うとコルチゾル濃度が正常化され，再発すると再び異常になる。血清コルチゾルと自殺の関係は不明である。視床下部，下垂体，副腎系で正常にコルチゾルが分泌されているか調べるテストはデキサメサゾン抑制試験（dexamethasone suppression test：DST）で，1970年代の始めにオーストラリアのメルボルンとミシガンのアナーバーでバーナード・キャロルらによって開発された[6]。DSTでの異常所見を示す患者は最近自殺企図をした可能性が高く，もう一度自殺する可能性も高い。DSTが異常である確率は，自殺するうつ病患者ではより高い。入院治療を要したうつ病患者の13年間の追跡研究では，入院1週間以内でのDSTで異常値を示したうつ病患者は，そうでない患者より追跡期間中に重大な自殺企図を起こす確率が14倍高かった。

DSTで抑制されないことと自殺との関連が見られなかった研究でも，自殺のリスクは，午後4時に低下するはずのコルチゾル濃度の上昇に関係していると報告されている。だから，メランコリー型うつ病の場合には，午後4時のコルチゾル濃度と引き続き行われるDSTの結果は自殺の重要な予測因子である。コルチゾルの測定により，メランコリー型うつ病の重症度と自殺のリスクを独立に評価することができる。

メランコリー型うつ病：Depressive Melancholia（大うつ病性障害：Major Depression）

うつ病性気分障害は通常，思春期か成人早期に初めて気づかれる。うつ病は家族や個人的ストレスを受ける際に発症し，それには両親や配偶者の死，実家からの引っ越し，失業，大学入学時のように初めて親元を離れて暮らす体験がある。妊娠または出産後の生理的ストレス，月経中，高齢期になると身体疾患や事故で日常生活動作が制限され，うつ病エピソードは再発する。精神療法や薬物治療がうまくいかない場合には，ECTが現実的な選択肢になる。

メアリー

メアリーは有能な簿記係として27年間勤務した後に退職した。4年前に夫は死亡し，30年以上住み続けた地域に1人で暮らしていた。メアリーは，友人が多く，自立しており，2人の子どもと3人の孫がよく遊びにきていた。

ところが，友人や家族に対する関心がなくなり，それが数ヵ月続いた。だらしがなくなり，家の中は散らかしっぱなしでごみでいっぱいになっていた。子どもや孫のところへ遊びに行くように勧められても，拒否した。娘の家へ行くと，1日の大部分をベッド上で過ごした。ほとんど食事を摂らず，体重は減少した。

彼女はこれまでに3回うつ病のエピソードがあり，1回は薬物に反応し，2回はECTに反応していた。今回のエピソードでは，薬物は処方されたが，ほとんど効果はなかった。

入院時は，身だしなみは整っていないで，話し方はゆっくりで，入院前の2ヵ月間で体重の8％にあたる12ポンド（5.4kg）の体重減少がみられていた。身体検査では，低血糖，高血圧，持続性の不整脈，心拡大がみられていた。

ECTが以前効果的であったことより，もう一度その治療を受けたいと懇願した。最初の週に3回，その後は週に2回の頻度でECTが施行された。

4回目のECT後に，食欲が戻り，自分で身だしなみを整えるようになってきた。不眠やうつ病に関しての訴えはなくなった。7回目のECT後に，見当識障害はなく，電話番号や知人の名前の想起も問題なく，退院を希望した。

退院後，週に1回の外来ECTに通院した。最終の診察時に，元気よく，美容室にも行っておしゃれをするようになっていた。体重は7ポンド(3.2kg）も増えており，またアパートへ戻り，友人達と仲良く暮らしていくつもりだと語った。

しかし，14ヵ月後にメアリーのうつ病は再発し，治療のために再来した。再入院になり2週間で4回のECTを受けた。退院後に，3回の外来ECTを受けた。続く2年間は再発がなく，それ以降連絡は途絶えている。

コメント：通常うつ病は薬物で治療される。というのは，処方しやすいし高価ではないからである。一方，ECTは，以前のエピソードで反応した患者や他の患者での効果を見た患者に希望される可能性がある。ECTを治療として選択する際に患者の希望は，たとえ以前薬物治療を受けたことがない患者でも，正当な理由になる。

メアリーの場合，入院の時点で何回のECTが必要であるか決めるのは困難であった。メランコリー型うつ病のようにECTに反応性が期待できる疾患でさえ，必要なECT回数を予想することはできない。彼女は，初めのエピソードでは12回のECTコースを受け，2回目のエピソードでは7回のECTコースを受けた。もし回数を予め決められたECTコース（通常6から8回）を受けていたら，ECTには効果がなかったと判断され，さらに治療を続けることは勧められなかっただろう。予め決められたECTの回数をうのみにすることは危険を伴い，たとえそれが求められたとしても，患者と家族はそれを認めるべきではない。

妄想性うつ病：Delusional Melancholia
（精神病性うつ病：Psychotic Depression）

重症のうつ病では思考の障害が現れる。気分障害と思考障害の合併は現在，

 JCOPY 88002-817

妄想性うつ病という独立した臨床単位として認められている。これは悪性の疾患である。病的な気分に伴って異常な考えが生じる。うつ病性気分障害のために入院している患者の約三分の一は精神病症状を伴う[7]。妄想性うつ病は薬物治療単独では，たとえ抗うつ薬と抗精神病薬を併用し高用量で使用しても，反応が遅くしかも不十分である。そういった症例では，うつ病と精神病の両面を迅速に効果的に治療するECTが推奨される。

妄想性うつ病にECTが効果的であることを支持する十分な根拠がある。コロンビア大学で1970年代に行われた研究によると，10人の妄想性うつ病患者のうち9人がECTに反応したのに対して，13人の妄想性うつ病患者のうち3人しか抗うつ薬に反応しなかった[8]。この研究はしばしば検証されている。その内の1つの研究は，うつ病で入院中の437人の患者が25日以上の期間200から350mg/dayの用量のイミプラミンで治療された（治療用量と期間は効果的で適切な治療基準に従って設定された）。437人中247人（57％）が回復し退院した。残りの回復しなかった190人の患者は両側性ECTを受けた。その結果，190人中156人（72％）が回復した。43％のうつ病患者がイミプラミンに反応しなかった理由を解明しようとして，論文の著者らは非反応者の精神病理学的特徴を分析し，薬物反応しなかった患者のほとんどに妄想があったことを見つけた[9]。

妄想性うつ病の患者は神経内分泌の調節に重度の異常がある可能性が高く，うつ病による身体障害を悪化させやすい。それゆえ，できるだけ早くに最も効果的な治療の必要がある。残念なことに，妄想性うつ病を見分けることは難しく，そして適切な用量を適切な期間投与しないことにより薬物治療が何度も失敗する可能性がある。最近の2つの研究では，ECTを勧められる前に十分な薬物治療を受けていたのは妄想性うつ病患者の5％以下だったと示されている[10]。

ロバート

ロバートは68歳の科学者で，3年前に退職していた。妻が寝たきりになると，ロバートは家事ができなくなった。気落ちして，食欲もあまりなく，日中の多くを寝て過ごし，夜間に眠ることはできなくなった。入浴も不規則で，便秘と体の痛みを訴えた。食事には毒が入っていると信じ，事実に反して自分は心臓病に罹っていてじきに死ぬと言っていた。妻の浮気を責め，口をきくことを拒んだ。近所の人々が自分を見張っていると思いこみ，何時間もカーテンで覆われた窓の陰から通りを覗いていた。

ロバートは，だらしがない格好で，ひげも剃らず，ヘルパーに連れられてゆっくり歩いて来院した。体臭がきつく，質問への回答を拒否しつつ，しぶしぶ医師の診察を受けた。病院の職員たちが自分のお金を盗ろうとしていると言いがかりをつけ，自分の状態は絶望的で，治療をしたところで無駄だと主張した。ときどき，声が聞こえているように見え，かろうじて聞き取れる声で返答をつぶやいた。

診察と検査からは，皮膚を不潔にしていたために生じた湿疹と皮膚炎以外に身体疾患の徴候はなかった。薬物治療を拒否し，死が迫ってきているのに治療を受けるのは意味がないことだと主張した。

緊急的な処置が要請され，医師によりECTの効果とリスクが説明された。ロバートはじっくりとそれを聴き，同意書を読んだ上で，署名を拒否した。医師は妻とECTコースについて話し合い，妻はECTに同意した。精神科長も，ロバートのうつ病の重症度，妄想の内容，重度の体重減少と脱水，セルフケアができないこと，薬物治療の拒否をすべて考慮に入れた上で，ECTを推奨した。

ロバートは同意書への署名は拒否したが，検査や点滴には協力した。彼は治療室へも厭わずやってきた。治療手順が再度説明され，ストレッチャーへ移るように言われても快く移動した。治療が進むにつれて，飲食を始め，正常な睡眠リズムに戻り，身の回りのことに以前より関心を持つようになった。促されるとシャワーを浴び，談話室で食事をし，皮膚の薬を塗り，求めに応じて水分を摂った。彼の妄想はまだ持続していた。

12回のECT後，ロバートはもはや妻が浮気しているとは信じておらず，実際，妻へは好意的であった。また，近所の人についての妄想を思い出すと困惑した。15回のECT後には，退院できるほど十分に回復し，その後は1週毎のECTを継続して受けるように勧められた。

次の3週間で8回のECTを受けた。ロバートの気分は改善し，体重は15ポンド（約6.8kg）増加した。身体的ケアに十分に注意を払い，自分の奇妙な考えの話を聞くと戸惑っていた。妻の介護をするために自宅へと退院した。

退院時に愛想よく会話しているときに，ロバートは，自分がECTへの同意書にまだ署名をしていないことを指摘し，精神科医は医師免許を取り上げられるのかと笑いながら尋ねた。彼はECTに同意し，今のこの状況では，“良い人”になって協力するしかないねと言った。

1年後，ロバートは体重を維持し睡眠も良好であった。うつ病は再発していなかった。

コメント：この患者にみられた抑うつ気分，体重減少，不眠，絶望感，嫉妬妄想は，妄想性メランコリー型うつ病の症状である。ロバートは，体重減少と脱水を呈し，身体状態の悪化がみられ，薬物治療より緊急な処置が必要であった。急性期ECTによる症状の改善を考慮し，継続ECTも施行することになった。結局，23回のECTが施行され，その後は抗うつ薬単独で維持治療がなされた。

妄想性うつ病を治療するのに何回のECTが必要なのだろうか？妄想性うつ病の患者では予め決められた回数で終了してしまう短いECTコースでは効果がなく，非妄想性うつ病の患者より多くのECTの回数が必要になる。症状が軽快したばかりで治療をやめたり，治療コースが短すぎたりすると，しばしば再発する。ECTによる改善を維持するには何ヵ月にも渡る継続ECTが必要である。

正式に署名された同意書なしに患者にECTを施行することへの正当性に疑問をもつ人もいるかもしれないが，この症例では治療への妻の同意と患者の黙諾（acquiescence）で十分であると考えられた。ロバートは自主的に治療に協力し，それは同意の証拠になった。本症例では，患者の同意書なしに黙諾のもとにECTを施行した。この場合には，倫理的原則である善行（beneficence），無害（nonmaleficence），自主（autonomy），公平（justice）のバランスを考えると，公平の原則が優先されると考えられたからだ[11]。

老年期うつ病と仮性認知症 (Geriatric Depression and Pseudodementia)

高齢になるにつれて，家族や友人から引きこもり，身だしなみにも関心をなくしてしまう人がいる。重症の老年期うつ病の患者では，重症の抑うつ気分やカタトニアによる制止から記憶障害が生じると，アルツハイマー症候群による不可逆性の脳変化を起こしているように見える可能性がある。始めは，そういった患者は怒りっぽくみえていて，こちらが親切に援助を申し出るとわずかに反応するが，次第に家のドアを閉め切り，電話に出るのも拒否し，1日の大半を臥床して過ごす。質問に答えるときは，非常にゆっくりと答える。家族はアルツハイマー型認知症を心配して，薬を飲んだり神経学的検査を受けたりするように促す。脳波検査では“不規則な徐波化”が，CT・MRIでは“びまん性脳萎縮”が示される。これらの“所見”は不可逆性の脳病理の証拠として解釈され，たいていアルツハイマー型認知症と診断される[12]。

しかしこういった検査結果は簡単に誤解され，最近発症した一見認知症らしいものはうつ病によるものの可能性がある。オーストラリアの精神科医レスリー・キローはそういった認知症様症候群を仮性認知症（pseudodementia）と名付けた[13]。この状態はアルツハイマー病の不可逆の状態と以下の点を除いては区別することができない。それは以前のうつ病エピソードの病歴を調べること，現在の状態へ至る状況を注意深く調査すること，抗うつ薬の効果を臨床的に調べてみることである。認知症候群が成人に突然発症し，特にそれが高齢者であるならば，仮性認知症を考慮すべきである。うつ病による昏迷や仮性認知症は“良性昏迷（benign stupors)”として記載されている。ECTが開発される前には，これらはよく見られしばしば致死性であった[14]。

認知症が急速に発症しているように見える患者の診察では，誤診を避けるために注意深く病歴を聴取し，以前に気分障害のエピソードがないかを調べる必要がある。ほとんどの患者では来院した際には重症化していて詳細な情報を聴きだすことができないので，たいてい家族から話を聞くことになる。うつ病の病歴があれば，気分障害のより詳しい診察とその治療の検討を行うべきである。

不可逆性の脳器質性精神障害の患者を，うつ病による仮性認知症と思いこんで治療した場合のリスクは何だろうか？患者を抗うつ薬またはECTで治療したとしよう。認知症は軽快されず，実際には増悪するだろう。これらの治療を中止するとその増悪は弱まる。確かに，患者は治療前の精神状態に戻るまでに数週間の集中的な看護を必要とするかもしれない。しかし，その後は認知症の介護を以前と同様に継続することになる。

しかし，患者が可逆性の認知症であり，うつ病への治療が効果的であったとすると，患者はうつ病による仮性認知症が軽快し家へ帰ることができ，もう一度家族や地域の一員として生活することができる。この治療は生命救助のためには間違いなくやる価値がある。このようにさまざまな場合を考慮すると，認知症の診断がついている高齢者で，特に急性発症であれば，必ず一連の十分な抗うつ薬の治療を施行してみるべきである[15]。以下の症例はそのような賭けが成功した1例である。

ヘレン

ヘレンは58歳の既婚の女性である。われわれの高齢者外来にアルツハイマー病の診断を確定するために紹介された。9年前，抑うつ的になり，不眠で，引きこもり，食事を拒んでいた。ヘレンはアミトリプチリンでの治療に迅速に反応したが，2週後に混乱した状態になり，無目的に歩き回り，家族や友人とも話をしなくなった。脳CT写真は大脳皮質の萎縮を示していると解釈され，アルツハイマー病の診断が下された。家族にはさらなる検査は無用であると説明されていた。

9年間，ヘレンの夫と5人の娘たちは自宅で彼女を介護していた。体重は75ポンド（約34kg）に減少し，尿便失禁をしていた。夫は介護に専念するために仕事を辞め，娘や友人たちから支援を受けていた。

診察では，ヘレンはやせて蒼白で，一点凝視し，腕を体に巻きつけるかリズミカルに手足を動かし，自己刺激行動（self-stimulatory action）に没頭し，まるで機械仕掛けの人形のようだった。診察が進むにつれて，困惑と不安が増強した。壁に掛けてある絵に触ったり，雑誌を一目見てすぐに手に取ったりした。ゆっくりとたどたどしい話し方だったので認知機能のスクリーニング検査には時間がかかった。その検査では，今年は1985年にも関わらず1976年と間違えたが，自分の名前は答えられた。

ヘレンは精神科病棟へ入院した。夫と娘から聴取された詳しい病歴からは，以前にもうつ病エピソードがあったことが示された。42歳時，引きこもり，会話をしなくなり，体重は減少し，自分や家族の世話をしなくなった。ECTが詳細不明の抗精神病薬と併用され，うつ病は軽快した。5年後，再び引きこもり，自分や家族の世話をしなくなった。2コース目のECTが施行され，ヘレンは回復した。その後49歳時に，またうつ病になりわれわれの病院へ入院した。こういった病歴から彼女の認知症状態は脳の器質的病変より生じたのではなく，うつ病から生じたことが考えられた。

入院時のラボデータと頭部CTは正常だった。抗うつ薬ノルトリプチリン 75mg/dayが処方された。ヘレンの食欲は改善し，短い言葉は交わせるようになった。幻聴に反応しているように見えたので，抗精神病薬ハロペリドールが加えられ，この併用療法は3週間施行された。食欲はさらに改善し，失禁もせず必要最低限の会話はできるようになった。しかし，うつ病は残遺し，ECTが開始された。

5回目のECT後に，意識がはっきりしてきて会話もしっかりできるようになった。13回目のECT後には，見当識は十分で，身の回りの世話も自分ででき，MMSE（簡易型認知機能検査）は満点だった。退院が勧められ，ECTと抗うつ薬ノルトリプチリンの併用治療は継続されることになった。

その後4ヵ月に渡り，ヘレンは6日毎にECTを受けた。その間に，家族のために料理を作り，孫たちの相手をし，自立した生活を行った。夫と旅行し，ソフトボールの試合を見に行きスコアをつけお気に入りのチームを応援した。

その後数年間，ヘレンのうつ症状は再発し周期的な悪化を繰り返した。その度ごとに，判断に迷うようになり徐々に家事ができなくなった。中空を見つめ，何分間もじっと立ちつくすことがよく見られた。質問には「私はわからない」と答え，着替えや家事はできなくなっていた。こういった事柄は2日から5日間続いた。こういったときは，ヘレンは困惑し引きこもり，認知検査の結果も良くなかった。ヘレンは，年に10から16回の外来ECTを10年間受けた。血清濃度が0.7から0.9 mmol/Lで投与されていたリチウムは，2年目にノルトリプチリンに変更された。1995年，ロラゼパム が加えられ1日量1.5 mgが投与された。次の5年間，ヘレンの状態は良好でECTを必要とはしなかった。

コメント：ヘレンの病気が発症したときのCTの異常所見と後で撮影されたCTの正常所見をどのように説明したらよいか？CTとMRIの脳画像は永続的な脳構造の変化を映し出すと言われているが，これらの脳画像は変化する。水分の供給状態，撮影時の頭の位置，露光特性により画像は変わる。この症例の場合，脳萎縮のCT所見からアルツハイマー病と診断するのは間違っていた。

10年間ヘレンは外来ECTを受けていたが，薬物治療と170回のECTにも関わらず，うつ病は再発した。一点凝視，困惑，姿勢常同，無言症という症状がこの疾患の経過を通して目立っていたが，これらがカタトニアの症状と同定されて初めて重要視されることになった。ベンゾジアゼピン系薬物であるロラゼパムが高用量定期処方されてからは，継続ECTは必要なくなった。

自　殺

ECTは自殺のリスクを減少させる。自殺の50％以上はうつ病のエピソード中に起こる。最近の報告では，入院歴があるうつ病患者の約9％で自殺が完遂され，うつ病の患者すべての2から4％に自殺の生涯リスクがある。この報告の結果は，他の原因による自殺のリスクに比べて4から8倍高い。メランコリー型うつ病で，不安が強く興奮している患者，精神病症状を持つ患者，軽躁状態を呈したことがある患者では，自殺のリスクが最も高い。

50歳以上，女性より男性，大量飲酒者，重症の身体疾患（特に予後不良か苦痛を伴う治療が必要な疾患）に罹患している者に，自殺は多い。

抗うつ薬でうつ病エピソードの回数を減少させることができる。実際，感情障害の患者でリチウムの内服により長期間自殺のリスクが減少することが報告されている。リチウムは自殺のリスクを最少にすることが十分に立証された薬物である。より速く有効に疾患を軽快させればさせるほど，自殺のリスクが低くなるのは当然である。

不安で興奮しているメランコリー型うつ病の患者は，特に自殺の計画を立て口にするくらいひどい状態の患者では，入院治療が最も適している。病院では24時間の保護が確保されるからである。全米多施設研究によると，ECTを受けたうつ病患者の三分の一は持続的に希死念慮を訴えていたか自殺を企図したことがあった。ECTを施行し始めると，1週後で38％，2週後で61％，コース終了時で81％の患者で，希死念慮は急速に軽減した[16]。他の多施設研究でも，有効なECTを行うと自殺のリスクが同様に減少したことが示された[17]。

自殺のリスクを迅速に軽減させるためにECTは必要であり，特に精神薬理学的または心理学的治療がすぐに効果を示さない場合はなおさらである。以下の切実な症例がECTの必要性を物語っている。

ローゼンバーグ医師

イエール大学の元医学部長のレオン・ローゼンバーグ医師は，自らの反復性うつ病と自殺企図についての体験を記載した。65歳で大学を退職しその後何週間もしびれ感と無価値感に襲われた。続いて，不眠，イライラ感，集中力の低下，元気のなさが出現した。抗うつ薬はほとんど効果がなかった。近所のホテルにチエックインし死のうと思い，ベッドに腰掛けウオッカで次から次に抗うつ薬の錠剤を胃へ流し込んで，そのまま眠り込んだ。12時間後に目が覚め，妻へ電話した。妻は必死になって彼をさがしているところだった。地域の病院の精神科病棟へ入院となり，ECTを勧められた。ECTは何年も前に廃止されたと思っていたので，彼は驚いた。彼にとって1950年代の記憶や映画から得たECTのイメージは悪く，その嫌なイメージは当時精神分析の理論と実践の中心だったイエール大学での経験により強化されていた。しかし，ローゼンバーグ医師はECTに同意した。

「4回目のECT後には，私のうつ病は大分改善していた。食欲は戻り，眠れるようにもなった。8回目のECT後には，気分は十分に回復した。せん妄も記憶障害も頭痛や他のECTによる副作用の症状も一切なかった。」と彼は報告した。自殺企図から6週間後に，ワシントンDCまで列車に乗り，国立衛生研究所（NIH）の首脳陣に対して医学会報告を行った。「私の意見も十分に受け入れられ，NIHの委員会への報告も……十分に受け入れられた。……あの日私の報告を聞いた人々で私が最近精神を病んでその後に回復したばかりだなどとは誰にも思われなかったに違いない。」

コメント：このエピソードはローゼンバーグ医師の記憶によると4回目であり，それまでのエピソードは1959年，1965年，1980年に大学での地位が変わった度ごとに起きていた。ECTで抑うつ気分が寛解したことで，彼はECTの有効性を証言し始めた。

精神障害者の自殺のリスクはその家族や臨床医にとっていつも付きまとう心配であり，臨床での診察においてサポートできるのはごくわずかである。新聞では，精神療法と薬物治療しか行われていなかった著名人の自殺がよく報道される。家族は自殺を恐れ，しぶしぶ患者の生活活動を制限するか家や職場から銃をなくすという簡単な予防策を採る。自傷のリスクを減らそうと思うのであれば警戒の手を緩めないことが最も大切である。

Notes

1. Manning 1994.
2. APA 1980 ； Taylor and Fink 2006.
3. Taylor and Fink 2006.
4. Taylor and Fink 2006.
5. Taylor and Fink 2006.
6. Carroll et al. 1981.
7. Taylor and Fink 2006.
8. Glassman et al. 1975.
9. Avery and Lubrano 1979.
10. Mulsant et al. 1997 ； Rasmussen et al. 2006.
11. Ottosson and Fink 2004.
12. Coffey et al. 1991.
13. Kiloh 1961.
14. Hoch 1921.
15. Fink 1999a ； Bright-Long and Fink 1993.
16. Kellner et al. 2005. すべての患者が治療コースを完了するわけではなかった。すこし改善が見られるとすぐに治療コースを止めてしまう患者もいた。そういった改善はまだ確かなものではなく，もう少しECT治療が必要であった。この事は，まだ完全でないのにコースを止めて退院していった患者2人が自殺を遂行してしまったことにも示されている。

17. Prudic and Sackeim 1999.

第6章 躁　病

躁病は不眠と食事を摂らないことより始まった。常に何かに駆り立てられて，とりつかれたようにアパートを見つけ，すべての人に会い，ニューヨークを見物し，話が途絶えることはなかった。

——デューク[1]

躁病患者は，過活動で，出しゃばりで，興奮し，好戦的である。自分は特殊な力があり，有名人と知り合いであり，人の心が読めると信じている。気前よくお金を使い，テレビやラジオの声は時に自分に対して話しかけていると思っている。筋の通らない混乱した内容を早口で話し，常に動きまわり，何ページにもわたり意味のないことを書きつづる。典型的には，睡眠と食事を十分にはとらず，仕事や友人や家族をほとんど顧みることもなく，しばしば隔離，拘束が必要となる。自殺は頻繁に起こる。愉快な躁病患者もいるが，怒っていて怖い患者もいる。

精神病症状はよく起こる。自分の両親は本当の両親ではなく，自分は王家の血筋であると主張する。自分には未来がわかると信じている。他人が自分を見るか自分のことを話していると確信し，誰もいないのにその声が聞こえると言う。妄想性躁病はより強力な治療が必要になるためほとんど入院治療が行われる。

精神疾患の古い分類では，これらの患者は*躁うつ病*であると考えられていた。現在用いられている分類では，躁うつ病という用語は捨てられ，躁病とうつ病の特徴を伴う患者は双極性障害，うつ病症状のみの患者には大うつ病という用語が使われている。双極性障害は，軽度から重症にわたる多くのサブタイプに分けられている。双極性障害の診断として認められる症状が多彩であるために双極性障害の診断が蔓延している。その結果，双極性障害の基準を満たしたとされる多くの患者では，古典的躁うつ病で認められる睡眠困難も，食欲低下も，体重減少も認めず，重症でもない。

躁うつ病では，躁病エピソードは数時間，数日，数週間，数ヵ月持続し，患者の正常な生活を妨げる。一度エピソードが軽快しても，突然再発するか，躁病エピソードがうつ病のエピソードへ交代するか，うつ病と躁病が同時に起こる混合エピソードへ移行する可能性がある。躁病からうつ病への移行が1日から数日以内で起こる場合には，それは*急速交代型*と名づけられ，躁うつ病の悪性型の1つとされている。

うつ病と同様に，躁病でも食欲，睡眠，思考，記憶，運動で障害が起こる。睡眠困難，食欲低下，体重減少，問題解決への集中力低下，1日の活動を計画できないことが躁病患者では起こる。記憶力が障害され，それはしばしば重症である。とても混乱しており，認知症やせん妄に見える患者もいる。この疾患の特徴をよく現しているのが*メランコリー型躁病（melancholic mania）*である。

*せん妄躁病（delirious mania）［躁病性せん妄（manic delirium），夢幻精神病（oneirophrenia）］*は特に激しい躁病の一型である。それまでは普通だった人が興奮し，落着きなく，よく眠れず，近所の人が自分を見ていると怯える。家やクローゼットの中に隠れて，適切に着替えられず，ときに裸で道路を歩きまわる。幻覚は鮮明で，思考にはまとまりがない。錯乱とカタトニアが交互に起こる。この状態が続くと生命に関わる身体的消耗が起こる[2]。

三分の一以上の躁病患者は，カタトニア症状を示す。姿勢常同，一点凝視，多弁と無言を繰り返す。反復性の行動は，ノーベル賞をとったジョン・ナッシュ博士の伝記とその映画*“ビューティフル　マインド”*に何時間も大学の中庭で自転車を乗り回していたことが描かれていたように，よく知られている症状である[3]。

うつ病と交互に起こる躁病は公式の分類では*双極I型障害*となる。約80％の躁病患者では過去または将来にうつ病エピソードが見られる。うつ病患者のうち20％は疾患の経過中に躁病の症状を呈する。メランコリー型うつ病と躁病は，同じ病気の2つの表現型である[4]。

　JCOPY 88002-817

精神療法から複雑な多剤併用療法（多くの異なる向精神薬を同時に使う）までさまざまな治療法が推奨されているが，強い効果が得られるものはない。薬物では，リチウム，抗けいれん薬であるカルバマゼピン，バルプロ酸，ラモトリジン，及び抗精神病薬が勧められている。残念なことに，双極性障害の診断には，身体生理学，身体化学，身体構造についての測定検査の基準が欠けている。現在定義されている双極性障害は，明確な診断基準とは言えない[5]。

ECTは，特に重症の躁うつ病の患者では，急速な効果を表すにも関わらず，考慮されるのは最後の手段としてのみである。ECTに反応する状態はメランコリー型のうつ病期と，*躁病，精神病を伴う躁病，せん妄躁病と言われる躁病期*である。

1930年代までは，躁病の主な治療法はオピオイド（opioids），ブロム剤（bromides），抱水クロラール（chloral）であった。これらはあまり効果がなく，患者は飢餓，感染症，興奮と消耗，自殺でよく死亡した。ECTは最初の効果的な治療法で，救命手段であり，始められてから数年のうちに広く施行されるようになった。クロルプロマジンと他の抗精神病薬が開発されると，躁病の行動を制御するために*急速神経遮断療法*として，これらの薬物がしばしば高用量でECTの代わりに用いられた。この方法は，急速な反応を得るためにハロペリドールのような神経遮断薬を繰り返し静脈投与するものだった。患者がうとうとし，動きが抑制されるまで毎時間か数時間ごとに投与された。そのような治療では，*神経遮断薬性悪性症候群*として知られるカタトニアの中毒型を誘発する危険性が高い[6]。

その次にはリチウム治療が流行し，その数十年後には流行は抗けいれん薬へ移った。これらの薬物は一般及び医療関係者への出版物で大げさに宣伝されてきたが，有効性を示すエビデンスは乏しい。米国政府が支援した大規模多施設での全国調査（STEP-BP-Systematic Treatment Enhancement Program for Bipolar Disorder：双極性障害の体系的治療強化プログラム）では，リチウム，バルプロ酸，ブプロピオン，パロキセチン，ラモトリジン，リスペリドン，イノシトール，トラニルシプロミン，3つの行動介入法（認知行動療法，家族療法，対人関係社会リズム療法）が比較された。この研究ではどの介入法も他より際立った効果は認められず，推奨される治療法は依然としてわからずじまいだった[7]。

このずらりと並んだ薬物でも治らない患者はおり，ECTが効果的な別の治療手段として再び認められるようになった。ECTで治療された躁病患者のレビューには562名中371名（66％）が寛解するか著しい改善を示したと報告されている[8]。確かに，精神病性躁病，せん妄躁病，うつ病との混合状態，急速交代型，カタトニアを伴う躁病患者にとっては，ECTは最も効果的で迅速な治療法である。

躁病をECTで治療する際に最も問題になるのは，同意を得ることの難しさである。特に躁病患者では同意を得ることは困難で，不可能なこともよくある。躁病患者は誇大的で，自身が病気であることを否定し，どうして治療に同意しなければならないかもわからない。たとえ治療に同意したとしても，処方された薬を毎回きちんと飲まないことは多い。薬物治療では患者が嫌々ながら従うだけでよくて，ECTでは書面での同意が必要とされるために，ECTは効果と安全性が認められているにもかかわらず，その使用が制限されている。書面での同意がない患者へECTを施行するには，州立裁判所からの命令が必要になるが，裁判所からの命令を得るには時間とお金がかかる[9]。ECTは危険であるという誤った考えによりECTの命令を拒否する裁判官も多い。結果的に，現在の臨床では,異常な高用量でおかしな組み合わせの薬物でさんざん治療され，それが失敗した後に初めてECTが考慮されることになっている。躁病患者が裁判所の命令が得られるまでに何週間も，隔離・拘束され，抗精神病薬や鎮静薬を投与されていることは珍しくない。残念なことに，ECTの命令が届くのに時間がかかり，患者の状態は，食物摂取ができず体重減少し，感染症に罹患し発熱するために，生命切迫性を呈するまで衰弱してしまっていることもある。

急性躁病エピソード

躁病エピソードが急激に発症し，入院，隔離，身体拘束を必要とする場合がある。患者が興奮している期間では，自傷，他の患者やスタッフへの危害を防止しなければければならない。

急性躁病エピソードの治療を以下の症例に記載した。

サラ

32歳の既婚の教師が誇大的で，良識がなく，出しゃばりになった。気前よくお金を使い，神はすべての女性から特別に自分を選んだと主張した。ほとんど眠らずに，授業を行うこともできなくなった。商店街で高価な買い物をし，独語したり歌ったりしているのを警察に見つけられた。病院の救急部で，茶目っけたっぷりに笑い，大声で神に話しかけた。

サラはこの状態になって3週間経過していたが，その前の10年間は，気分が高揚した時期がたまにある以外は，気分が落ち込み，ひきこもっていた。リチウム，フルフェナジン，カルバマゼピンへの反応は良好で，教師を続けることができていた。

数週間前よりサラは投与されていた薬物をもう必要ないと考えて中止してしまっていた。病院では愛想がよく，大声で歌いながら場に相応しくない笑い声をあげて病棟を歩きまわっていた。他の患者の部屋へ入り，人の衣服や本をとってそれを他の部屋やホールに置き去りにした。口ずさむ歌のメロディはわかったが，歌詞は意味をなしていなかった。派手な服を着て，会う人皆を抱きしめキスした。陽気で親しげな彼女の態度に，周りの人々も一緒に笑い合った。

リチウムとカルバマゼピンは中止されたが，フルフェナジンは続けられた。両側性ECTが初日に2回，翌日には1回施行された。サラは，出しゃばりな様子もなくなり落ち着いた。3日目には，見当識もしっかりして，よく眠れ，食事も十分にとれるようになった。ときどき，尿失禁と最近の出来事をよく思い出せないことがあった。ECTは1日おきにさらに9回施行された。

入院して5週間後に，サラは退院し，リチウムによる維持治療を受けた。でしゃばりな様子や歌うこともなく，神について話すこともなくなっていた。自分でした高価な買い物を後悔した。食欲や睡眠は回復した。時，場所の見当識は保たれ，発症する契機も覚えていた。1ヵ月後に復職し，その18ヵ月後に受診したときには良好な経過を示していた。

コメント：サラの治療は，せん妄躁病において薬物治療に反応しない状態でもECTが効果を示す良い例である。ECTが考慮されたら，リチウムと抗けいれん薬は通常中止されるが，抗精神病薬はすでに投与されていた場合には継続される。ECTコース前にリチウムを中止するか減量し血中濃度を厳重に監視するのは，錯乱症候群を避けるためである。錯乱症候群はリチウムの血清濃度が高い患者では起こる可能性がある。抗けいれん作用が効果的な発作の誘発を妨げるので，カルバマゼピンや他の抗けいれん薬も中止される。

躁病患者は両側性ECTで治療される。なぜなら両側性ECTは迅速な臨床的効果をもたらすからである。ECTは当初は毎日施行される。このような短い間隔では錯乱，見当識障害，ときに失禁が起こる可能性を考慮した上でもそうすべきである。ECT間隔が長くなるにつれて，そういった錯乱は軽快してゆき，ECTコース終了後には消失する。

精神病症状を伴う反復性憤怒型躁病（angry mania）

患者が怒って，いら立ち，敵意ある態度をとる種類の躁病もある。患者は他者を避け，孤立する。患者は思考障害によって，質問や命令に適切に答えることができないためにみんなから誤解され，ますますフラストレーションを募らせる。

この病気の初期には，統合失調症による慢性精神病と躁病性気分障害を鑑別することは難しい。というのは，妄想，幻覚，興奮，攻撃性は両方の障害の特徴だからである。正しい診断は経過による。双極性障害であれば寛解と再発があるし，統合失調症であれば完全に軽快することなく残遺症状がみられる。

統合失調症の診断は治療選択肢を狭めるが，躁病の診断はそれに比べて選択肢を広げる。統合失調症の患者には主に抗精神病薬が投与される。躁病患者でも抗精神病薬は投与されるが，リチウム，抗けいれん薬，ECTも一般に認められている。治療選択肢が多い躁病という診断からは得るものは多く，失うものは少ない。経験豊富な医師ならばこれら2つの診断を早期に鑑別すべきとは主張しないだろう。

デビッド

38歳の独身男性。高校は退学し，その後20年間，衝動的な破壊行動による入院を繰り返していた。周囲の人や家族が自分を監視していると確信しており，よく両親や兄弟に怒りの矛先を向けた。デビッドは道でぶらぶらし，ブツブツとつぶやき，物を蹴飛ばし，近くにいた人を怯えさせ，精神科救急へ連れてこられた。だらしない格好で，大声で怒り，何にでもからみ，神が自分に話しかけたと威張った。薬剤で鎮静させた後に以前の治療カルテを見ると，この13ヵ月間に4回も同様の事件で入院していた。

今回の出来事の3週前にデビッドはリチウム，バルプロ酸，カルバマゼピン，クロルプロマジンが処方され，退院していた。しかし，入院時は，リチウムと抗けいれん薬の血中濃度は治療効果レベル未満だった。4種の薬物を内服することは彼にとっては複雑すぎた。

デビッドはだらしのない格好をし，同室患者が近くを通ると当たり散らした。ときどき，誰も部屋にいないときに，小さい声で話していた。両親は本当の親ではなく，神が自分を見守ってくれていると話しかけてくる声が聞こえると彼は語った。時間と場所の見当識は良好で，体重は標準より軽かった。

ECTが推奨され，デビッドは同意した。クロルプロマジン以外すべての薬物が中止された。両側性ECTが隔日に施行されることになった。鎮静剤のロラゼパムが初回のECTの2時間前に投与された。デビッドは自分には治療の必要はないと言い張っていたが，自分から治療室に現れた。

治療への反応は遅かった。8回目のECT後に，入浴しひげを剃り，清潔な衣服を要求した。彼の様子は改善していた。12回のECT後には，声に耳を傾けているようにはみえなかった。兄弟との短時間の外出では，行動は正常であり，レストランで食事をし，地元の商店街で買い物をした。リチウム治療が開始され，血清濃度は0.5～0.6 mEq/Lに維持された。このリチウムの用量は継続ECTを施行されているデビッドの精神状態を維持するには適切であると考えられた。

6週後までに，デビッドは友好的で，見当識は十分で，敵意は軽減していた。援護寮に住めるように手筈が整えられた。リチウム用量は増やされ，クロルプロマジンは継続された。彼は現在までに2年以上も入院していない。

コメント：精神障害では，最近の発症に比べて数週間または数ヵ月間未治療であった場合の方がはるかに治療は難しい。繰り返す入院歴とカルテに記載されている複雑な薬物治療からは，患者には実際施行された治療よりもっと強い治療が必要とされていたことがわかる。クロルプロマジンを併用したECTは，彼の敵意を軽減し，病状を地域での生活がなんとかできるくらいに改善した。この神経遮断薬と併用したECTが，彼の精神病の経過のもっと早期，特に発症から2年以内に施行されていたらならば，転帰はもっと良かっただろう[10]。

デビッドは多くの入院歴のうちいくつかは，統合失調症というよりむしろ双極性障害の診断が下され，抗躁薬と抗精神病薬が処方されていた。それ以外の入院では，統合失調症の診断であり，抗精神病薬のみ投与されていた。抗精神病薬のみで治療が十分でなかった時期は，患者の状態を悪化させたと考えられる。何度も入院治療しながら寛解を得られなかったことが医師のECTの決断につながった。デビッドは，精神病理学的考察とは無関係に，ECTで治療される機会を認められ，そしてその賭けは成功した。

せん妄躁病 Delirious Mania（精神病症状を伴う躁病 Mania with Psychosis）

精神医学の臨床では，劇的な治療介入の機会はまれである。ほとんどの患者が長く複雑な経過を経て精神科を受診する。その例外がせん妄躁病であり，急性発症で，急速に進展し生命切迫性を呈する。ECTへの反応性は高いが，診断がつかないので，よくてんかん発作や悪性症候群のような生命にかかわる状態が生じるほどの高用量の神経遮断薬が投与される。せん妄躁病の特徴は，周囲に対する認識が欠如していることであり，患者はまるで深い霧の中にいるように見える。

フィリップ

17歳の男子が週末のパーティの後にせん妄状態になった。両親は酒の飲みすぎによるものと考えた。2週間フィリップは家にいて，登校を拒否し，ほとんど眠らず食事もとらなかった。部屋に引きこもり，ロック音楽を聞いていた。3週目までには興奮状態を呈し，両親により地域の病院へ連れてこられた。だらしない格好をして絶え間なく話続け，歌い，手でリズムを刻んだ。ロラゼパムによる鎮静は不十分で，身体拘束を必要とした。抗精神病薬のハロペリドールを注射されると，発熱，筋強剛，血圧上昇，頻拍の中毒症候群を呈した。薬物を中止するとその急性中毒症候群は軽快したが，精神病症状を伴う躁病は持続していて，われわれの大学病院へ転入院した。

入院時，フィリップは興奮し，混乱し，支離滅裂なことを話したが，ろれつが回らなかった。自分は特別な力を持っていると信じており，一緒にきた両親のいる前でこの人たちは本当の親ではないと言い，自分は経済的に大変な成功を収めるために選ばれた人間だと語った。面接の途中で，数分間の一点凝視が何度かあり，質問に答えなくなった。時間，場所，人の見当識はしっかりしていたが，三物品の呼称を5分後に想起することはできなかった。計算能力は乏しく，時事問題も知らなかった。体温，心拍，血圧は正常だった。

ECTが勧められ，フィリップも両親も同意した。リチウム以外のすべての薬物は中止された。入院4日目にケタミンとサクシニルコリンでの麻酔下に両側性ECTで治療された。適切な発作が誘発され，リカバリーに問題はなかった。

1時間以内にフィリップは意識を取り戻し，見当識もよく，多動も妄想もなく，拘束の必要もなかった。その日の午後，躁状態が再燃し，その後連続2日間同様のECTが施行された。4回目のECT終了後には，気分，感情，思考に異常はなく，妄想は消失し，身の回りのことはでき，健康そうに見えた。6回のECT後に退院し，リチウムと2週間毎の外来ECTを継続することになり，結局，その後4回の外来ECTを受けた。リチウムは4ヵ月継続され，その後回復したとして外来通院は終結された。

コメント：せん妄躁病症候群は認識されることが少なく，多くの患者は急性精神病または統合失調症として治療されている[11]。神経遮断薬を興奮している患者，特にカタトニア症状と脱水症状を呈しているときに投与されると，悪性症候群が起こる可能性があり，特に筋注での投与では注意を要する。ECTはより安全で効果的な治療法である。フィリップには，反復性の常同運動，一点凝視，周期性の拒絶症というカタトニア症状が見られた。カタトニア症状は，躁病（うつ病）患者ではよく見られ，統合失調症の患者よりも気分障害の患者でより多く見られる。

Notes

1. Duke 1992.
2 .Meduna 1950; Bond 1980 ； Fink 1999 ； Taylor and Fink 2006.
3. Nasar 1998.
4. Goodwin and Jamison 1990 ； Taylor and Fink 2006, 2008 ； Fink and Taylor 2007.
5. Taylor and Fink 2006, 2008; Fink and Taylor 2007 ；以前にはGoodwin and Jamison 1990の批評がある。
6. Hermesh et al. 1992 ； Fink and Taylor 2003.
7. Goldberg et al. 2007.
8. Mukherjee et al. 1994
9. Ottosson and Fink 2004.
10. Fink and Sackeim 1996. クロザピンとECTの併用療法についてはこれを支持する症例研究がある（Braga and Petrides 2005）。
11. 古い文献ではこの症候群は夢幻精神病（oneirophrenia）と呼ばれ，意識障害下の夢幻状態が特徴とされた。ECTが開発されるまで効果的な治療法はなかった（Meduna 1950; Fink 1999b; Fink and Taylor 2003）。

第 7 章　運動障害

人間活動の新しい動きや現れのすべては，それが人々の心に馴染みがない場合，必ず誤解される。 ——カーペンター[1]

精神障害の患者はさまざまな異常運動を示す。重症うつ病の患者では，何度も手をもんで，歩き回り，落着きがない者もいる。また，ベッドに臥床し，中空をみつめ，数時間や数日間姿勢を保持する者もいる。ときどき，この行動が極度になり，昏迷まで達する。精神病の患者は，振戦と奇妙な顔と体の動きを示し，それはパーキンソン症候群，ジストニア，ジスキネジアと記載される。躁病の患者は動き続けている。児童思春期の患者では，自傷行為として頭を強く叩いたり，皮膚を突いたりする。

患者の命を脅かすほどにならないとあまり注意は払われないが，こういった行動は患者と家族と社会にとって悩みの種である。このような運動症状は，精神障害の患者が医療を受ける契機になることがよくある。

カタトニア

カタトニアは，筋強剛，不自然な姿勢保持，拒絶症（単純な命令に従うのを拒否），無言症（無言を持続），反響言語（言われた言葉を繰り返す），反響動作（動作の模倣），常同的衒奇症を特徴とする運動症候群である[2]。突如として急性発症し患者を無動化したり，潜行性に発症したりする。カタトニアは行動に圧倒的な影響を及ぼし，飲食を不能にし，患者の命を脅かすために，強制的な治療が必要になる。強制的な栄養補給，無動よる褥瘡，筋萎縮，膀胱カテーテル挿入と続発性感染症，無動化した四肢での深部静脈血栓症，これらすべては身体的に重大な障害をもたらす。もし血栓が肺や脳に行った場合，脳卒中や死亡が起こる可能性がある。

カタトニアは当初は，強烈な情緒的な苦痛と不安の結果生じると記載されていた。運動症状は鎮静剤に反応することが多いが，ECTはより強力で効果的な治療法である。

カタトニアは，うつ病と躁病両方の感情障害の患者によく見られ，全身性の身体疾患の患者や幻覚剤による脳の中毒状態の患者にも見られる。カタトニアを呈する症例はすべて統合失調症の一亜型であるという考えが，数十年間精神医学では優勢だった。精神医学の主要な分類体系である*DSM*（*米国精神医学会の診断と統計のための手引き：the Diagnostic and Statiscal Manual of the American Psychiatric Association*）と*ICD*（*国際疾病分類：the International Classification of Diseases*）では，カタトニアを呈するすべての患者を*統合失調症緊張型*と診断していた。その結果，抗けいれん薬やECTで治療される患者はほとんどいなかった。なぜならこれらの治療は統合失調症では効果的な治療として認められていなかったからである。この誤りは1994年APAの分類体系であるDSM-Ⅳにて少し修正され，身体疾患による二次性のカタトニアと，気分障害での特徴の1つとしてのカタトニアが認められた。

カタトニアは，精神障害の患者に見られる2つ以上の特徴的な運動症状により定義される。カタトニアはさまざまな外見で現れる。運動が緩慢で抑制されたタイプはよく見られる。急激に死の転帰をとる危険が高い急性型は，*致死性カタトニア*（*pernicious catatonia, lethal catatonia*）や*悪性カタトニア*（*malignant catatonia*）と呼ばれている。*神経遮断薬性悪性症候群*（*narcoleptic malignant syndrome*）は，神経遮断薬開始後に続発するもので悪性カタトニアの特殊な場合である[3]。

急性の全身性身体疾患，薬物による中毒反応，感染症を初発症状として，カタトニア患者が神経内科医や内科医に紹介されることが多い。しかし，身体性の原因が除外されてもカタトニアが持続し，妄想やせん妄が合併した場合に，精神科医へ紹介される。その原因や形式に関わらず，カタトニア症候群はバルビツレートやベンゾジアゼピンによる鎮静への反応は良好である。これらの薬物が奏効しない場合，これは患者の約10％に見られることであるが，ECTはカタトニア症候群を通常は3回の治療までに急速に軽快させる。

カタトニアは，精神医学の分類で一般的に統合失調症の一亜型と考えられていたが，うつ病と躁病の患者や，抗精神病薬や幻覚剤の使用後の中毒状態の患者に現れることのほうが多い。最近の研究では，精神科病棟及び救急医療室に入院した患者の約10％にカタトニアが見られていた。

ジェラルド

20歳の大学生。期末試験の勉強に熱中してほとんど寝ていなかった。テレビの画面を見つめ彫像のように座っているところを両親に発見された。ジェラルドは質問には答えず，眠りもせず，食べもせず，風呂に入ることもしなかった。精神科救急室へ連れて来られても，硬直して無言で座り，虚空｛こくう｝を見詰め続けた。ロラゼパムの静注により無言症は緩和され，話さないように命令する声がして，直接テレビからメッセージがあり，まもなく自分は死ぬと考えて怖かったとジェラルドは語ることができた。1時間以内にまた反応がなくなり，無言・一点凝視を示した（訳者注：ロラゼパムは日本では経口薬のみ使用可）。

ジェラルドの尿や血液からは中毒性薬物は検出されなかった。ロラゼパムの静注を繰り返すと食事とトイレは自分ですることができた。身体的診察とラボテストではこの行動異常の身体的な原因はみつからず，急性発症の緊張型統合失調症と診断された。カタトニア症状のある患者には神経遮断薬性悪性症候群を起こす恐れがあるので抗精神病薬の使用は控えられた。その時点でECTの効果と副作用について両親と相談し，治療同意を得た。

両側性ECTが開始され，3回目の治療後の朝にジェラルドは元気な様子で診察に協力することができた。その際に，今回の行動異常を聞くと驚き，声を聞いたことを思い出したが，どこから聞こえてきたのか説明できなかった。学校に復学する許可を出してくれるように懇願した。継続ECTを勧められたが自分は元気であると主張して拒否したが，リチウムの内服を継続することには応じた。

ジェラルドは学校に2週間通学した後，筋強剛，一点凝視，姿勢常同を呈し病院に連れ戻された。ロラゼパムがこの急性症候群を軽快させたが，その改善は続かなかった。ECTがもう一度施行され，5回目の治療後にカタトニアは軽快した。今回，ジェラルドは外来治療に同意した。退院しデイホスピタルのプログラムに参加している期間に，週毎の4回の治療を受け，その後2週毎の6回の治療を受けた。リチウムとロラゼパムが処方され，4ヵ月後復学し，そこで授業を普通に受けることができた。

しかし，ほとんど1年後，ジェラルドの両親は同じ症候群を呈したと彼を病院へ連れてきた。今回は，11回のECTコースを受けて軽快した。尿検査で腎障害の兆候が見られたので，カルバマゼピンがリチウムの代わりに処方された。ジェラルドは学校の卒業をあきらめ，組み立て工場で製造の仕事に就いた。そこで2年以上の間寛解を保った。

コメント：ジェラルドの急速な改善はもう治ったものと誤解され，その後の治療は拒否された。向精神薬と同様に，ECTの効果は一過性であるので，効果を持続するには患者は治療を継続する必要がある。

NMS ：神経遮断薬性悪性症候群，悪性カタトニアの一亜型

発熱，筋強剛，拒絶症，無言症，不安定な心拍と呼吸数の急性発症は，NMSの症状である。NMSは抗精神病薬の投与後に起こる可能性がある。通常，ハロペリドール，フルフェナジン，チオチキセンといった高力価の神経遮断薬といった特定の増悪因子が同定された場合を除くと，NMSは悪性カタトニアと区別がつかない。クロザピンやリスペリドンという非定型抗精神病薬を含むほとんどすべての神経遮断薬に関連したNMSの症例が報告されている。すべての神経遮断薬でNMSは発症する危険がある。輸液，安静，原因薬剤の中止といった対症療法でもNMSが改善しない場合には，カタトニアと同様にECTに反応するので，ECTの施行を考慮してみるとよい。

ジェフリー

40歳の男性。16歳から精神病で治療を受けていた。クロルプロマジンとリチウムで症状は安定していたので，ジェフリーの担当医は新しい非定型

神経遮断薬であるオランザピンに薬剤を変更した。1ヵ月後にジェフリーに精神病症状が出現し，古典的神経遮断薬であるパーフェナジンが処方された。急速に，熱発し，無言になり，筋強剛が出現した。NMSの診断が下され，3次医療センターへ搬送された。

神経遮断薬が中止され，高用量のブロモクリプチンとダントロレンで治療された。反復性の運動に対しててんかんの診断が下され，抗けいれん薬が処方された。低用量のロラゼパムが，まれに出現する興奮のコントロールに用いられた。ジェフリーの無言で筋強剛の状態は続き，全介助を必要とした。摂食を可能にするために胃瘻造設術が施行された。その後，呼吸器と尿路に感染症を起こし抗生剤が投与された。ジェフリーは4ヵ月間集中的な身体治療を受けた後に，客員講師と精神科専門医によりカタトニアの診断が下された。それまでよりも高用量のロラゼパムの投与が勧められた。その後，12 mg/日まで増量されると，患者は命令に反応し，無言ではあるが両親を見て微笑んだ。

ECTが勧められたが，その3次医療センターでは施行することができなかったので，ジェフリーは大学病院へ搬送された。母親がECTに同意した際に，患者が16歳のときにも精神病症状，筋強剛，無言症を呈する同様なエピソードがあり，ECTへの反応は良好であったことを思い出した。

ロラゼパムが6 mg/日に減量され，両側性ECTが1日おきに施行された。5回目の治療後に，ジェフリーは反応良好で拒絶的でなくなった。両親を認識し笑いかけた。筋強剛は弱まり，経口摂取可能になった。9回目の治療までに，言葉を使い返答することができるようになった。しかし，4ヵ月間の筋強剛とベッド上安静の結果，四肢に拘縮を残し，自分で立ち上がることも食事をすることもできなくなってしまった。

ロラゼパムを8 mg/日に増量し，ECTの間隔を1週毎に減らした。ジェフリーに精神病症状もカタトニアもみられなくなったときには，軽い運動制限の後遺症はありながらも両手を使うことや立ち上がることはできるようになった。22回の治療後にリハビリセンターへ移った。回復の予後は良好と判断された。

コメント：ジェフリーの症例は，持続性のカタトニアと不適切な治療の一例である。ベンゾジアゼピンが適切量投与されず，ECTの施行が考慮されなかったのは，NMSはカタトニアとは別であり，別の治療アルゴリズムが必要である特異な疾患であるという間違った考えが原因であった。NMSは脳内のドパミン量の過度の減少による特殊な結果の1つなのかカタトニアの一亜型であるかはまだわかっていない。ドパミン活動の特殊な障害と考える人々は，ブロモクリプチンまたはレボドパを処方することで脳内ドパミンを増やし，筋弛緩剤により筋強剛と発熱を改善しようとする。しかし，これらの治療に両方ともはっきりとした効果はない。ECTはNMSに最も確実な効果が得られる治療法である[4]。

搬送された3次医療センターではECTを施行できる設備はなかったので，ジェフリーはもう一度移送されることになった。初め搬送されたセンターでは，スタッフはECTの経験がなかったのでジェフリーの治療にECTは考慮されなかった。精神障害患者の治療を標榜している3次医療センターでECTを施行することができないとは，ECT治療の必要性が全く理解されていないという情けない事態を表している。3次医療センターのように幅広いサービスを供給する精神科病院にECTを施行する設備がないことは倫理に反することだ。これは，年齢，性別，経済状態に関わらず医学的介入を利用可能であるという，倫理的判断基準の1つである“公平”に反している[5]。

中毒性セロトニン症候群も，セロトニン再取り込み阻害薬（SSRI）として知られる抗うつ薬への反応として認識されている。フルオキシチン，サートラリン，パロキセチンはこの種類の薬物で有名なものであり，中毒性セロトニン症候群はこれらのどれからでも発症したことが報告されている。この症候群の運動面及び精神面の変化と効果的な治療法は，NMSと同様である。

パーキンソン症候群（Parkinsonism）

多くのうつ病患者で，特に高齢者は，動作が緩慢で取りかかりが遅く，硬直した姿勢を取り，震えている。うつ病として治療されると，この運動徴候も抑うつ気分も軽快する。この運動症候群の徴候を，脳血管変化や全身性の感染症が原因のパーキンソン症候群の徴候と区別することはできない。ECTのパーキンソン症候群への効果をうつ病への効果と区別するために，スウェーデンの研究者が重症のパーキンソン症候群を呈する非うつ病入院患者を調べた。本当の治療と偽の治療を用いた結果，本当のECTは振戦には効果がなかったが筋強剛を軽快した[6]。気分障害の存在とは独立して重度の筋強剛を特徴とするパーキンソン症候群の場合に，その運動徴候を改善するためにECTが施行されることもある[7]。

モンロー

退職した63歳の男性。両側性のパーキンソン症候群を呈していた。抗パーキンソン薬による治療は，約7年間効果を保っていた。しかし，その後は内服しても数時間の効果しかなくなっていた。1日のほとんどをベッド上か椅子で過ごし，食事やトイレにも介助が必要であった。抑うつ的ではあったが，希死念慮もなく，精神病症状や内因性うつ病へ進展することはなかった。介助なしには立ったり歩いたりできず，しわがれた聞き取りにくい声でゆっくりとしか話せなかったが，意識は清明で，見当識も良かった。検査では他の身体疾患の徴候は見つからなかった。

モンローと妻に大学で認可されたパーキンソン症候群の患者へのECTの実験的施行のプロトコールが説明され，2人はそれに同意した。モンローは抗パーキンソン薬の全量を内服し続けた。

3回目のECTが終了した直後，モンローは1日中ベッドの外で過ごすことができた。食事も身の回りのことも自分ででき，よりはっきりと話すことができるようになった。しかし，その夜悪夢を見て，翌日にはせん妄状態になり，怯え，自分がどこにいるかもわからなくなった。心拍は亢進し，血圧は上昇した。抗パーキンソン薬を中止したところ，一連の症状はおさまった。3日後までには四肢は硬くなっていたが，見当識は改善した。

モンローに生じたせん妄は，継続していたレボドパ（レボドパは体内で脳のドパミンへと変えられる）にECTが加えられ，脳のドパミンが過剰に放出されたことによるドパミン中毒状態によるものと見なされた。1週後にECTが再開され，筋強剛は軽減した。3回のECT後には，介助で歩くことができ，自由にベッドを離れられるようになった。精神障害の再発はなかった。

1週間に2回の頻度で11回の治療が終了すると，モンローは自宅へ退院し，1週毎と2週毎の交互に外来で維持ECTを4ヵ月間続けた。急性中毒のエピソードを除いて治療経過を通して，見当識は保たれていた。ときに忘れっぽさを訴えることもあった。“ジンラミー”というカードゲームに熱中し，以前と同様に強かった。冬の到来に合わせて，フロリダへ引っ越し，そこでも外来での維持ECTが続けられた。治療は頻度を減らし，10ヵ月後に終了した。モンローのパーキンソン症状はレボドパの低用量で落ち着いており，在宅での生活が続けられる程度の筋強剛と振戦で治まっていた。

コメント：繰り返された発作で組織を刺激し脳内の神経伝達物質を遊離させる。ドパミンは脳内神経伝達物質で，加齢，脳血管障害，感染症，神経遮断薬の長期的使用によるパーキンソン症候群の患者では不足している。ECTはそれらの原因による筋強剛を軽減させる。筋強剛を治療対象としたECTの施行はまだ研究中であるが，重症の患者には有用である。現在では抗パーキンソン薬が十分量処方されている場合にはせん妄のリスクが考慮されて，ECTが施行される前には抗パーキンソン薬は減量されている。

パーキンソン症状の筋強剛が改善する理由は実験結果より説明される。パーキンソン症候群の患者に不足しているドパミンを含む脳の神経伝達物質の遊離が発作により促進されるからである。

Notes

1. Carpenter 1912.
2. Fink and Taylor 2003.
3. Fink and Taylor 2003 ： Mann et al. 2003 ； Caroff et al. 2004.
4. Fink and Taylor 2003 ： Mann et al. 2003 ； Caroff et al. 2004.
5. Ottosson and Fink 2004.
6. Andersen et al. 1987.
7. Zervas and Fink 1991 ； Faber and Trimble 1991.

第 8 章　ECT のその他の使用：精神病状態，妊娠，てんかん重積

この世界にはお前の価値観なんかで考えられることよりも
もっと多くのことがあるだろ，ホレイショ。
——シェイクスピア[1]

ECT は統合失調症の治療として始められた。その簡便さと安全性より，効果的な治療法がなかった他の多くの精神障害に対して，ECT の有効性についての実験的研究がなされた。これらの研究により，臨床的に ECT の効果が認められる 3 つの状態が明らかにされた。それは，急性および慢性精神病，妊娠中および産後の精神障害，難治性発作性障害である。

精神病症状（思考障害）

事実に基づかない強い信念（妄想）や異常感覚体験（幻覚，錯覚），他人が自分に注目したり，危害を加えようとしている考え（被害関係念慮）は，社会機能を障害し家族生活を台無しにする。精神病症状は統合失調症の中心的な症状であるが，うつ病，躁病，中毒状態，脳障害の患者でも頻繁にみられる症状でもある。原因や関連症状に関わらず，ECT により精神病症状を軽減させることができる。しかし，ECT は抗精神病作用ではなく抗うつ作用があると広く知られているために，ECT で精神病が軽快することはあまり注目されていない。

ECTによる精神病症状の改善は，基底にある病態によりさまざまである。うつ病または躁病患者の精神病症状は急速に軽快する。実際，精神病症状のないうつ病に比べてより重症の精神病症状のあるうつ病の方が早く軽快する[2]。悪性カタトニアとせん妄患者にECTが使用されると，中毒状態が軽快するのと同時に精神病症状も軽快する。精神病症状が中心で他に症状がない場合は，統合失調症の診断が下される。妄想，カタトニア，興奮といった陽性症状が中心の急性統合失調症にとって，ECTは非常に有用な治療である。無為・自閉といった陰性症状が中心の慢性統合失調症では，ECTの有効性は乏しい。

精神病状態の臨床的診断方法としては，始めに精神病の他の原因を除外し，残りの診断が特定不能の精神病状態に，統合失調症という病名（label）が付けられる。気分障害と中毒状態による精神病状態ではECTにより軽快させることはできるが，その他の原因での精神病状態の患者へは症状を一時的に緩和させたり減少させたりするのがやっとである。

クロルプロマジンや他の新しい抗精神病薬が開発された1950年代には，ECTとインスリン昏睡治療は精神病の主な治療方法だった。薬物治療，ECT[3]，インスリン昏睡[4]の比較では，治療効果は同等だった。薬物治療は，費用が安く，投与が簡単で，より受け入れやすいために，好んで使用された。しかし，そのうち多くの種類の薬物治療を長期間施行しても改善しない患者がいることより薬物治療の限界が知られるようになった。しばしば抗精神病薬の用量は，筋強剛，振戦，仮面様顔貌，歩行障害が出現するまで増やされ，その後，少しづつ減量された。長期間このような方法で治療された患者には，以下のような持続性の運動障害がみられた。パーキンソン症候群（緩慢な小刻み歩行，仮面様顔貌，振戦），ジストニア（持続的な独特な姿勢），ジスキネジア（反復性の口，舌，顔，体幹の不随意運動）。ジスキネジアは抗精神病薬内服の男性で年４％，女性で年５％に発生した[5]。臨床経験からより多くの薬物による副作用の症例が集まるにつれて，ECTがより副作用が少ない選択肢として見直されるようになった。今日，ECTの効果は，特に重症の入院患者においては，無視することができないものとなっている。

抗精神病薬治療が中止されると，精神病はよく再発するので，現在では数年にわたり薬物の内服が勧められている。新規の非定型抗精神病薬では，従来のもので生じた筋強剛やジスキネジアという副作用が生じないが，標準的な抗精神病薬に反応しない精神病患者の約 30 %にしか効果がない[6]。

これらの制約があるにも関わらず，抗精神病薬は ECT よりもはるかに多く処方されている。抗精神病薬は時間をとらせないし，効果は低いが費用も安いので，1 つの薬物に効果がないと，他の薬物に変更したり，薬物を併用したり，最近認可された製品が処方されたりする。ECT が最後に考慮されるときは，費用のかかる最後の手段であり，本当に短い期間だけ施行されることがほとんどである。

妄想性うつ病や躁病での ECT の効果は速く，8 から 15 回の治療で現れる。しかし，統合失調症の患者では，改善は遅く，効果を得るには通常 20 回以上の治療が必要になる。治療が中止されると再発の頻度が増える。治療効果を持続するためには，通常残遺症状がある限り治療を継続する。精神病状態を落ち着かせるためには少なくとも 6 ヵ月間の継続 ECT が必要である。急性期 ECT で寛解後に再発が起こる主な理由は，精神科医が適切な期間や回数の継続 ECT を施行したがらないことや患者が勧められた継続 ECT を途中で拒否することである。

抗精神病薬と ECT の相乗効果，つまり併用治療の効果については，併用した方が各治療単独に比べて効果的である可能性が示唆されている。抗精神病薬は細胞膜を越えて能動輸送され脳細胞へ到達する。しかし，血管と脳細胞の間には,物質が脳細胞へ浸透することを防いでいる均一な脂肪膜が存在している。この膜は脳血管関門と呼ばれ，薬物が患者の脳細胞へ到達することを阻んでいる。それゆえ，医師は最小限の効果を得るためにさえ大量の薬物を使わなければならない。しかし，発作は脳血管関門の隙間を拡張し，脳内から締め出されていた物質を血液から脳細胞へより簡単に通過させるようになる[7]。

急性精神病

ECT による思考障害が軽快した症例を以下に示す。

ジェファーソン

ジェファーソンが 18 歳で大学 1 年のクリスマス休暇に家へ帰ってきて

も，高校時代の友人には電話をしなかった。ほとんどの時間を部屋で過ごし，1人でぶつぶつ言いながら，家族のこともほとんど気に掛けなかった。テレビを見ながら，画面に向かって話しかけ，世界はまもなく終わると語り怖がっていた。食欲低下はなく，睡眠も通常通りだった。ピアノが上手で，何時間も練習していたが，譜面通りには上手く弾けず，メロディは奇妙な音の並びで奏でられた。

休暇が終わったが，ジェファーソンは大学に戻ることを拒否し，両親により精神科病院へ連れてこられた。彼は協力的で意識もはっきりしていた。その場にいない父の声が聞こえると言い，そのメッセージに聞き入っていたが，その内容を伝えることはできなかった。学校の課程や先生の名前を挙げることはできたが，休暇中に出された宿題を思い出すことができなかった。自身が病気であることやつらいという自覚はなかったが，入院には同意した。

ジェファーソンは幻覚剤の使用を否認し，尿や血液検査でもそのような薬物の形跡は見られなかった。身体的には問題なく，急性妄想型統合失調症の診断が下され，家族には治療選択肢は神経遮断薬かECTであると告げられた。各治療の治療経過中の危険，利点，改善の可能性が説明され，ジェファーソンと家族はECTの同意書に署名した。

8回目のECT後にジェファーソンは病棟でのレクリエーションに参加し，患者と見舞客のために陽気なピアノ曲を演奏した。11回のECT後に退院した。その学期の残りの間は，実家で生活し，週に2回の精神療法に通院した。夏の間に，1年生の必修事項を終了し，秋に大学へ戻った。次の3年間に，学士号のためのすべての勉強を終えて，ニューヨークへ移り，ポピュラー音楽を作曲した。7年間，再発はみられなかった。

コメント：多くの精神科医が心配しているのは，持続性の精神病は脳に障害を残し，それは思考や行動に永続的に影響するのではないかということである[8]。ECTは精神病に急速に効果的に作用するので，どの精神病患者も初めは神経遮断薬で治療するべきだという前提は一度疑われるべきである。もし初めの薬物治療が6から8週間効果がなかったら，他の神経遮断薬を継続して投与するよりは，神経遮断薬の効果はどれも大差がないので，

ECTを考慮した方がより適切であると思われる[9]。公式の委員会が作成した精神病治療のエキスパートアルゴリズムでは，新薬を含む多くの薬物治療を施行し失敗した後で初めてECTの施行を考慮するとされている。それゆえ，薬物治療が繰り返される代わりにECTを施行される患者がほとんどいないというのは非常に残念なことである[10]。

慢性統合失調症

精神医学分類では統合失調症は5つに区別されるが，そのなかで，幻覚と妄想が中心の妄想型と筋強剛と無言症と拒絶症が特徴の緊張型はECTで改善する可能性がある。これらの病型でみられる症状は，統合失調症の*陽性症状*である。対して*陰性症状*は，無関心，意欲の低下，感情の平板化，思路の障害，セルフケアや周囲や自分の将来に関心がなくなるといった症状である。これらは*解体型，残遺型，鑑別不能型*に分類される。陰性症状は発症して長期間経って出現する。この時点では，異常行動のパターンと脳の変化は固定されてしまっており，ECTでは最小の効果しか得られない。しかし，陽性症状と陰性症状が混合している患者ではECTで効果が現れる可能性をもつものもいる。

スティーブン

スティーブンは，31歳になるまでの13年間に，幻覚と妄想と興奮で22回入院した。発症時は，大学2年生のときで抗精神病薬により改善した。20歳の3回目のエピソードではECTに反応し，1学期の間大学に戻ることができた。病気が再発すると，精神科主治医はECTには効果がなかったと結論づけ，再度の施行を考慮することはなかった。何年間もスティーブンの両親は多くの専門医にアドバイスを求めた。その中の1人がECTをもう一度試してみることを勧めた。

入院時，スティーブンはひげを生しぼさぼさの髪で，独語し，十字架でのはりつけの姿勢をとり，無言のときと質問にゆっくりと戸惑いがちに答えるときが交互に見られた。スティーブンは，自分はイエス・キリストであり，神によく話しかけられ，自分は世界にメッセージを持ってきたのだと主張した。スティーブンは，入浴と髭剃り以外は協力的であった。心理検査で知能指数は高いことが示され，脳波と血液検査は正常であった。

薬物治療が中止され，両側性ECTが開始された。3回目の治療後に，スティーブンは両親を認識し，妹について尋ねた。無言症と姿勢常同は少なくなったが，精神病症状は18回以上の治療でも持続していた。治療に反応しないため，発作中の脳波検査が施行された[11]。周波数が低下し振幅が増加しているというECTが効果的であるという所見が見られなかった。ECTの臨床的効果はまだ現れてはいないと結論づけられ，コースの継続が決定された。

23回の治療後，スティーブンはシャワーを浴び，ひげをそり，床屋に行くことを希望した。意識ははっきりして見当識も良好で，妄想的な考えは否定した。彼にかつてイエスと神について語ったことを教えると，思い出すことはできなかったが驚いていた。両親の見舞いの後に，その日の日付を知り戸惑っていた。妹が大学を卒業し，結婚し，2人の子どもが生まれるまでの月日がすっかり抜け落ちていた。

治療は週に1回継続され，神経遮断薬であるフルフェナジンが維持治療として投与された。スティーブンが社会復帰する準備が整えられたが，彼には労働し社会生活を送る技能が欠けていた。日時や場所に関する見当識は完全に保たれ，家族が何をしているかもよくわかっていた。読書はほんの少ししかできなかったので，大学へ戻るのは難しかった。基本技術を訓練し習得するという提案を断り，州立の援護寮へ戻った。そこでグループ活動に参加し，身の回りのことを自分でした。2週毎の継続ECTが妄想と無言症の再発を抑制した。ロラゼパムが3-4 mg/日の用量で，カタトニアに対して付加された。ECTの代わりに新規神経遮断薬を含むさまざまな薬物が投与されたが，どれも上手くいかなかった。18年以上の間，スティーブンはECTを続け，2008年まで300回以上を施行されている。

コメント：スティーブが初めてECTで治療されたときに，われわれはカタトニアへの効果に気づかず，ベンゾジアゼピンの投与もしなかった。後になってカタトニアの重要性に気づいて，このような治療になった。ほとんどのECT治療医師は，鎮静作用を持つ抗けいれん薬であるロラゼパムを

ECTと併用することに反対すると思うが，スティーブンの後の他の患者への経験やECTを脳波所見で確認しながら効果的に施行する方法をとってから，われわれはこの併用治療を使うようになった。

急性中毒症候群

幻覚剤であるコカイン，アンフェタミン，LSD，マリファナにより，妄想を伴うしばしば重篤化する急性の興奮状態が誘発される。この状態での急性の躁病及び精神病症状はECTに反応する。

エリック

15歳の少年エリックは，意味不明の言葉を突然話しだし興奮し，理由もなく人を攻撃した。過食・過眠から，数週間で10ポンド（約4.5kg）の体重増加を示した。アモバルビタールを静注すると，週末にマリファナを吸っていたと語った。希死念慮があり，自殺の恐れから持続的な看護師による保護が必要であり，ときには身体拘束も必要とされた。

5ヵ月前にも同じエピソードがあった。エリックは強直間代発作を起こし，地域の病院へ入院し，そこで攻撃的で性欲過剰であると診察されていた。尿検査ではマリファナの陽性反応が出ていた。抗精神病薬で治療されたが，低用量でも筋強剛，無言，発熱といった症状が出現した。薬物が中止されると，3週間後に回復し，退院し学校に戻っていた。

今回の入院ではECTが推奨され，両親の同意の下にエリックは4日間で3回の治療を受けた。2回目のECT後，抑うつ気分と妄想は消失し，自然に話せるようになった。3回目のECT後，快活で親しげな様子になり，食欲良好で睡眠パターンも正常になった。その後9日間再燃なしで過ごしている様子を観察した上で，帰宅と復学が許可された。

エリックは精神療法を継続し，マリファナを吸うといつもおかしくなるので前の入院以来ずっと吸っていないと治療者には語っていた。高校での成績は良く，上位4分の1で卒業した。結婚し，就労して，4年後には一児の父となった。

コメント：エリックは希死念慮とカタトニアを伴うマリファナ誘発性精神病であった。神経遮断薬に不耐性であり，悪性カタトニアの運動症状が誘発された。中毒性妄想状態へのECTの効果は，LSDやフェンサイクリジン（PCP）による中毒状態でも報告されている[12]。

妊娠中の精神障害

妊娠中には強いストレスが加わり，精神障害の既往がある母親は再発を示すことが多い。分娩直後は特に再発の危険が高い。その理由は，母親としての身体的ストレスだけでなく，ホルモンの供給源である新生児や胎盤が突然体外に出され，新しいホルモンバランスを回復するために起こる急激なホルモン変化に対応できないからである。そのような場合には，重症のうつ病性及びせん妄性エピソードが起こることが多い。

エネルギーが低下し，涙もろくなり，子どもの世話をすることができないという絶望感が一緒に起こってくることをマタニティブルー（postpartum blues）と呼んでいる。これはほとんど誰にでも起こることである。妄想とせん妄を伴う重症のうつ病も，特に以前うつ病エピソードの既往を持つ母親に見られる。最重症の精神障害を生じることは現在では少なくなったが，それはたぶん出産時の身体ケアが向上したことと難産の場合には帝王切開がより安全に施行されるようになったためと思われる。

妊娠して最初の3ヵ月間，発達中の胎児は母の内服した薬物に非常に影響を受けると考えられている。母親により摂取された化学物質が胎盤を通過し胎児の血液循環に入ると先天性異常の恐れが高まる。この時期では，適切な選択肢の1つとして薬物治療を最小限にとどめECTを施行する方法がある。

妊娠4～6ヵ月での胎児への薬物の有害作用があるかどうかはまだはっきりしないので，薬物を勧める医師もいるし，ECTを勧める医師もいる。妊娠7～9ヵ月では，胎児は十分に形成されていると考えられるので，ほとんどの医師は薬物治療を好む。ECTは薬物治療で上手くいかないか以前のエピソードでECTに良く反応した患者の場合に勧められている。

ECTの効果については，1940年代の英国での報告に記載されている[13]。

1938 年 4 月，32 歳の婦人が強制入院になった。7 人目の子どもを出産し 3 〜 4 週後に，抑うつ的になり眠れなくなった。入院時，涙で頬を濡らしており，幻聴を認め，その声は悪い女だ，火あぶりにしてやると言っていた。無気力で，活動せず，人とも交わらなかった。1944 年 11 月に若干の改善が観察された。1945 年 8 月に ECT コースを受け，それが終わると病棟で人と話すなど交わりをみせ大きく改善した。1945 年 12 月に退院し，それ以来さらに 2 人の子を出産したが精神障害の再発はなかった。1962 年の面接では，ECT を受ける前の 7 年間の入院生活のことはほとんど覚えていないが，ECT 後の数ヵ月はよく覚えていた。

ECT は妊娠中では実用的かつ効果的な治療である[14]。特に産褥期では有用である。この時期に起こる分娩後の母親の身体状態と出産によるストレスを考慮すると，ECT ではそういった状態を急速に効果的に解消するので特に有用である。

難治性発作性障害

発作性障害はときに難治化し，発作重積として知られるてんかん*発作*が止まらず持続する状態を呈する。発作重積には 2 型あり，けいれんが主要なもの*（けいれん発作重積）*と運動発作は見られないが脳内発作は起こっており脳波検査でわかるもの*（非けいれん発作重積）*がある。発作重積はよく起こる救急事態であり，成人の 20 %が死亡する。治療は困難で，通常の治療では抗けいれん薬を治療効果があるレベルまで増やし，ベンゾジアゼピンまたはバルビツレートが投与される。これらの治療が失敗したときは，バルビツレートかプロポフォールで，挿管と人工呼吸が必要なほど深い長時間の麻酔を施行する。そのような治療は*薬物昏睡*として知られている。これは非常に危険で，死亡率も高い[15]。

ECT はその代わりになる治療法である。ECT により強直間代発作（または強直間代発作の反復）がしっかり誘発されれば，脳の遮断機構が活動し発作重積を終了させることができる。ECT が発作重積の治療に初めて使われたのが

1943年で，いくつかの臨床報告がその効果を証明している[16]。まさに今起こっている発作重積に対して発作を誘発することで止めることができることを理論的な説明は，誘発された発作による生化学的な変化の理解からもたらされたものである[17]。

他の神経障害

神経系に障害のある患者，特に頭蓋内に占有物がある患者では，発作を誘発することに対して警告している教科書が多い。ECTが頭蓋内圧を上昇させ，脳を圧迫し死に至らしめるという怖れを心配している。しかし，この怖れは根拠のないものである。頭蓋内に占有物があっても髄液圧が正常な患者では，ECTは安全で効果的に施行される。頭蓋内圧の上昇が疑われたり認められたりした症例では，脳外科的治療が優先される。髄液圧が正常な患者へのECT施行を反対するという偏見は，全く正当化されない[18]。

脳梗塞や脳出血が起こったときに，この脳卒中による衰弱後に重症のうつ病が起こる可能性がある。脳卒中後の重症うつ病の症例では，ECTは安全で有用な治療法である。ECTは，ハンチントン舞踏病，多発性硬化症，遅発性ジスキネジア，他の身体を衰弱させる神経障害の患者でも，精神症状が重症でECTに反応するであろうと思われる場合には安全に施行されている[19]。

Notes

1. Shakespeare 1938.
2. Petrides et al. 2001 ： Taylor and Fink 2006.
3. Fink and Sackeim 1996.
4. Fink et al. 1958.
5. Kane et al. 1988.
6. Kane 2004.
7. Fink and Sackeim 1996.
8. Christison et al. 1991 ； Wyatt 1991.
9. Lieberman et al. 2005.

10. APA 1997.
11. ECTコース中の脳波変化の研究では，ECT治療後の通常24から30時間後の脳波に，高電位の徐波化が出現することが示された。そして，この徐波化が起こらながった場合は，治療コースは効果がないことが示された。脳波の徐波化が効果的なECTの所見の１つである。この症例では，徐波化が起こらなかったために，われわれは治療を継続する必要があると判断した（Fink 1979）。
12. Fink 1995.
13. Protheroe 1969 ；Taylor and Fink 2006, p.35から抜粋。
14. 妊娠中の患者に対する安全なECTの施行の注意点が示されている（Abrams 2002）。ECT中に胎児の心拍をモニターすることを勧めている医師もいる。このモニターでは麻酔でも発作でも胎児に有害事象が見られてはいない。実際，胎児が心拍の変化からどのように適切に守られているかを見ることは驚くべき体験である。発作の数分間，母親の心拍は上昇するが，胎児の心拍は変わりなく維持される。

 妊娠第３期の患者を治療するときは，胎児と胎盤が大きくなり呼吸の妨げになる可能性があるので，通常麻酔科医は患者に側臥位をとらせて横隔膜を動きやすくさせる。太った女性の場合には，ときに気管内挿管が必要な場合がある。
15. Fink 2004 ；Anschel and Fink 2005.
16. Griesemer et al. 1997.
17. 発作重積は，てんかん発作が繰り返し起こるにも関わらず発作閾値が低いままであるという病態生理で起こっている。これは発作を終了させるのに十分な生化学的な発作抑制メカニズムが機能していないことによる（Fink 2004）。発作重積でのてんかん発作は，頻繁に起こるがどれも十全な発作ではないことが血清中のプロラクチン濃度の研究でわかっている。ECTや多くのてんかん発作で起こるような十全な発作は，プロラクチン濃度が著しく上昇する（Abrams 2002）。発作１時間後の血清プロラクチンを測定すれば，本当の発作とヒステリー発作や偽の発作の区別がつく（Trimble 1978）。発作重積ではプロラクチン濃度は上昇せず，成人も小児も正常のまま留まる。重積でプロラクチンが大量放出されないことは，その発作が不全であり強く抑制メカニズムを刺激しないことを示唆している，しかし，発作重積状態でもECTを施行すれば十全な発作を誘発することができ，このことはECTが発作重積に対する薬物的昏睡に代わる治療法であることを示している（Fink 2004 ； Anschel and Fink 2005）。

18. Greenberg et al. 1988 ； APA 2001 ； Abrams 2002.
19. Abrams 1989, 2002.

第 9 章　小児に対する ECT

子どもは大人の父である。　——ワーズワース[1]

思春期や児童の治療における ECT の役割は，十分に理解されている訳ではない。経験が限られており，文献報告も乏しい。特に思春期前の子どもについてそうである。20 世紀の大半の間，児童・思春期を専門とする精神科医は，子どもや十代の若者の精神障害の要因は心理学的には求められても，生物学的には同定できないと信じていた。心理的な態度と家族間での関係が，精神障害の要因だろうと考えられていた。しかし，この 20 年で生物学的な要因とその治療へと関心は移ってきている。うつ病と躁病，自閉症，神経性無食欲症，注意欠陥多動性障害（attention deficit hyperactive disorder：ADHD）は，今や児童・思春期の疾患としてよく知られるようになり，その頻度は増えている。このような変化により，薬物療法の試みへの関心が高まり，ECT を試みることを容認する傾向も見られている。

思春期の患者に対する ECT

小児の患者に対する ECT への新たな関心は，1994 年の学会で明らかにされた。そこで専門家たちは，従来文献として書かれた 94 症例に加え，62 症例を報告した[2]。14 歳から 20 歳の大うつ病性障害，せん妄躁病，カタトニア，急性妄想性精神病の患者が，たいていは他の治療でうまくいかず，ECT によって改善していた。成長，発達や学習能力の障害など，年齢に関係する機能に有害な影響を及ぼしたという報告はみられなかった。逆に，精神障害の改善によって，若者たちは学校を卒業し，さらに勉強を続けようという気持ちをもつことができた。

小児にECTを施行する際には，刺激用量に十分な配慮をすること以外には，成人のプロトコールを特別に調整することなく使用できる。思春期の患者は，有効な発作を誘発するのに非常に少ない刺激用量しか必要としないのである。止めることができないような発作が生じた例は報告されていない。

成人ならECTを勧めるであろう重篤な症状を呈する思春期の患者を診察し，すぐにECTを検討する医師もいる。メランコリア，精神病状態，躁病，カタトニアの治療成功例は，文献にいくつか見られている[3]。重度の精神発達遅滞の患者や，さまざまな型の自閉症に生じる自傷行為の反復とカタトニアの患者に対して，ECTの有効性が報告されている[4]。こうした報告は，思春期の患者へのECTの使用への制約を緩めるのに，十分役立つ。2004年，米国児童・青年期精神医学会は，10代の若者に対するECTの使用について，成人例にほとんど準じた公式のガイドラインを提示した[5]。

思春期のうつ病の患者

ピーター

2年の間，抑うつ気分，無価値感と無能力感，孤立，不登校を示していた16歳の少年が入院した。その1年前に，アセトアミノフェンとアスピリンを過量服薬するという自殺企図がみられ入院していた。彼は寮生活の学校を紹介され，個人精神療法を継続し，抗うつ薬を処方された。しかし，希死念慮は持続し，十分に精神療法と薬物療法がなされた後に，ECTを受けることになった。

ピーターはやせて身ぎれいで用心深い様子で，自分は絶望的で死にかけていて，学校を続けることなんかできっこないと固く信じていた。彼は4ヵ月で18キロやせていた（体重の25％）。助けを求める一方，ECTがうまくいかなかったらもう他に手段はないという恐怖におびえていた。

病棟で彼は，部屋にずっといて，遅くまで寝ていて，食事も間に合わず，病棟行事にも参加しなかった。神経心理学的検査では，優秀な知的能力を示した―― WISC-Ⅲ（ウェクスラー児童用知能検査第Ⅲ版：Wechsler Intelligence Scale for Children-Ⅲ）で，言語性IQ 129，動作性IQ 106，全IQ 121であった。

本人と両親が同意文書に署名し，ピーターは7回の急性期ECTを受けた。彼の抑うつ気分は急速に消退し，学校へ戻ることに関心を示した。十分に状況を理解できていて，読書に興味を表し，年齢に合ったスキルを使って作業療法や集団療法にも参加した。

自宅に退院した後，ピーターは外来でECTを週に2度受け，その後夏じゅう毎週治療を受けた。しかし学校が始まると，再び抑うつ的になってきた。2週間，週に3回の治療頻度に増やされ，健康な感情が戻った。

初回の治療から4ヵ月後，そして25回の治療の後，ピーターにうつ病の症状は全くなくなった。彼は，まじめに気分安定薬リチウムと抗うつ薬フェネルジンを服用し，毎週精神療法に通った。1年後，彼は通常の学年レベルに達し，薬物療法を中止することができた。彼女をつくり，ふつうの若者の活動を楽しんでいる。

コメント：ピーターは，大うつ病性障害に罹患していたのである。精神療法と薬物療法，特別な授業が行われたが，効果はなかった。初期のECTコースと継続療法での，彼の気分と行動の改善の様子は，成人の改善と比べて遜色ないものであった。

ピーターの両親ははじめ，薬物治療にもECTにも強固に反対していた。その後，行われている治療の効果のなさと息子に自殺の恐れがあることに落胆し，最後の手段としてECTに同意した。かつてはひどく恐れていた治療法の成功をみて両親は，幅広い治療選択肢をもった児童精神科医に出会えたことを幸運であったと感じるようになった。

思春期前の小児へのECT

精神科医の思春期前の患者に対するECTの経験は，他の年代の患者と比べて少ない。小児に対するさまざまな身体療法の古い記述が，1940年代にニューヨークのベルビュー病院のローレッタ・ベンダーによって書かれている。そこで彼女は，攻撃性，不機嫌，自殺行動，難治性躁病，思考障害で入院していた100人以上の子どもたちを治療していた。その子どもたちの多くは脳の構造上の障害をもっていた可能性がある。向精神薬が導入される以前の時代のことである。ベンダー医師は，手に負えない行動を，ECTやインスリン昏睡療法で，また実験的に幻覚剤でも治療していた。ECTは効果があったが，追跡研究によれば効果は一時的であった。

思春期前の小児のカタトニア

小児に対するECTの経験は限定されており，個々の症例の報告のみである。アイオワ大学の精神科医たちは，気分の落ち込み，涙もろさ，無価値感，ひきこもり，決断力の低下が1ヵ月持続し来院した8歳6ヵ月の女児の治療経験を記載している[6]。彼女はささやき声で話し，質問には促されてやっと答えた。動きは緩慢で，食事をしたりトイレに行ったりするのには助けを要した。繰り返し腕をひっかき，ついには出血した。食べるのを拒むようになり，経鼻胃管による栄養補給が必要になった。周期的に無言となり，体が強直して1日の大半をベッドに寝て過ごし，しばしば失禁した。診断は，うつ病性障害のカタトニアであった。向精神薬による治療は効果がなかった。

両親がECTに同意し，成人のプロトコールに従って治療を受けた。彼女はすぐに日常活動で協力的な態度を示すようになった。自分で食事をし始め，11回目の治療の後，経鼻胃管による栄養は中止された。あと8回のECTが追加され，身体的にも回復した後に，退院し自宅に帰ることになった。抗うつ薬フルオキセチンが継続治療として処方された。彼女はすぐに学校にも適応した。2007年にその後の追跡研究を著した主著者は，その年若い女性が再発をせずに，いまは大学に入学したことを報告した。

11歳の女の子のカタトニアが改善したという同様の経験が，最近報告されている[7]。その女子は6回のECTによく反応し，軽躁状態を呈したため維持療法として気分安定薬を投与された。1年後，彼女は学校の勉強と運動をよくこなし，もはや薬剤は必要としなくなった。

現在，思春期前の患者に対するECTは，他の方法で治療できない精神病状態とカタトニアと難治性のうつ病，躁病を対象として行われている。

知的障害の患者へのECT

精神遅滞の患者も，他の人々と同様に精神障害を発症し，平均的な知能の精神障害の患者と同じ治療が奏効する。手に負えない興奮や自傷行為に対して，行動制限や抗精神病薬と鎮静薬の処方が通常行われる。それが効かないとき，ECTが行われ，ときに有効である。

知的障害の患者に対するECTには，多くの偏見が存在し，それは一般の人々によるものとは限らない。問題のある治療と受けとられかねないECTを施行することで糾弾されたり法的な問題が生じたりすることを恐れて，自分の担当患者にECTを施行しない精神科医が多いのである。

知的障害のある患者へのECTが避けられる理由の多くは，ECTの電気刺激と，動物や人間をコントロールするための苦痛を伴う電気ショックが混同されていることにある。事実，電気ショック――牛追い棒（cattle prods）として知られる装置で行われる――は，ある行動をしたら苦痛を味わうことになると子どもや動物に教えるためのもので，かつては*逆条件づけ療法（adverse conditioning therapy）*として知的障害の人に広く行われていた。このような方法は，当然批判され，もはや使用しないことになっているが，今でもときどき報告されている[8]。精神疾患の患者への電気ショック乱用についての不安が広まったために，今でもまだ精神科の患者に適切な方法でECTを行うのが困難になっている。一般の人に誤った情報しかもたらされていないことは，悲劇である。

精神遅滞の患者に対するECTの効果的で安全な使用の報告の中に，次の症例報告がある。

クラウディア

精神遅滞の12歳の少女は，眠気に伴うかんしゃくを生じていた。脳波所見で突発性の活動がみられ，抗けいれん薬カルバマゼピンが処方されていた。心理学的検査では，彼女の IQ は 50 であった。

16 歳になると，かんしゃく，攻撃性，周期的なひどい興奮がみられて，再度脳波検査が行われ，結果は正常であった。クラウディアの行動は悪化したが，リチウム療法で鎮静効果がみられた。しかし，19 歳時に 4ヵ月間，抑うつ気分と，食事ができないことによる体重減少が続き，彼女は初めて入院した。抗うつ薬と抗精神病薬がこれまでのカルバマゼピンとリチウムに加えられたが，副作用が出たため抗けいれん薬バルプロ酸に変更された。しかし，重度のジストニアを呈し，すべての薬物が中止された。

その後 2 年間にわたり，クラウディアは 2～4 週間の入院を 4 回経験し，いくつかの薬物で治療が行われた。精神科専門医らは ECT が適切な治療だと考え，両親も賛成した。しかし，彼女の法定保護者である両親の頼みにもかかわらず，すすんで ECT を行おうとする ECT 治療医はいなかった。無言と筋固縮が，制限されなければ外へ飛び出してしまいかねない暴発的行動と交互に現れるようになった。クラウディアは一度，泳げないのに衝動的に家庭のプールに飛び込んだことがあった。

われわれの病院に入院したとき，クラウディアの両親は ECT を考えてくれるように懇願した。年齢どおり 23 歳にみえる娘は，長時間話もせずに立ちつくし一点を凝視していた。クラウディアは，他人をまねしたり診察者が彼女の四肢を動かしてとらせたりした姿勢をとった。このようなカタトニアの徴候とともに，金切り声をあげたり，攻撃的に興奮したりする行動があった。このため，しばしば行動制限が必要であった。彼女は抑うつ的にみえ，食事を拒否し，失禁状態であった。彼女の話は，母以外はだれにも理解できなかった。

脳画像所見に異常はなく，脳波検査では，棘波や発作性の活動はなく，低電位の速波が多くみられた。この所見は，薬物の影響によると考えられた。以前のてんかんの診断を支持するものは何もなかった。

高用量のロラゼパム投与で，カタトニアの行動は減少したが，抑うつ気分，興奮，失禁は前と変わらず持続した。担当の精神科医は，ECT に賛成し，両親は同意文書に署名した。

2 回の治療後，クラウディアの気分と睡眠は改善し，食欲も回復し，従順となって質問や指示にも答えられた。3 回目の治療の後は，カタトニアの症状も消失し，行動も安定した。彼女は自宅に退院し，ロラゼパム内服と毎週のECTを継続した。家庭で落ち着き，精神障害をもつ患者のためのデイケアプログラムに参加した。薬剤の追加も必要にならなかった。5ヵ月後，ECT治療は終了し，クラウディアは，主剤としてロラゼパムを内服しながら，地域の中で生活できている。

コメント：精神遅滞の患者における暴発的な行動，うつ病，躁病，カタトニアの症候群は，精神遅滞のない患者の混合性双極性障害で認められる症候群と変わりはない。クラウディアには，向精神薬と抗けいれん薬が数年間与えられたが，副作用のために続けることはできなかった。電気けいれん療法のおかげで彼女は家庭での生活を取り戻した。彼女の両親はECTに感謝し，ECTの禁止を議論していたテキサス州議会に，その経験をすすんで書き送った（テキサス州議会は，すでに16歳未満の患者に対するECTを禁止していた。さらにすべての患者への禁止を議論していたが，それは否決された）。

自傷行為

繰り返される衝動的な行動は，多くの異常な精神状態，例えば，強迫性障害の患者での手洗い，境界性パーソナリティ障害の患者のリストカット，精神遅滞の患者の顔のひっかきや頭の打ちつけ，トゥレット症候群の患者の突発的な動きで見られる。こうした患者は，カタトニアに罹患しているという想定のもとに治療されることが有用であり，ときどきECTが効く。

ドナルド

14歳の精神遅滞の少年が，われわれの大学の入院施設に入った。頭の打ち付けが止まらず，頭部保護のためのヘルメットと1日の大半の行動抑制が必要であった。ドナルドの精神年齢は，4.3歳と判定されていた。主に喉の音を解釈してもらうことでコミュニケーションを成立させていた。繰り返される頭の打ちつけと皮膚のひっかきは，10歳に始まり，薬物使用と陽性・陰性両方の強化療法にもかかわらず，続いていた。彼はヘルメットのほかに大きな手袋をはめられ，高音の泣き叫ぶ声と長く続く金切り声を抑えるために薬剤で鎮静されていた。4年間の治療がうまくいかず，ECTが勧められた。

入院時の検査では，ECT施行に問題になる身体的障害は見つからなかった。ECTの同意が法的な保護者から得られた。

週2回のECTコースが6回施行された後，金切り声とひっかきと頭の打ちつけが減った。10回の治療終了後には，ドナルドはもはやヘルメットも手袋も行動抑制も必要としなかった。治療は週1回に減らされ，16回の治療後，彼は自分の住居に戻った。さらに2ヵ月の間，2週間に1回の治療が行われ，主治医はその精神症状の改善に満足し，ECTは終了となった。抗けいれん薬が処方され，生活を脅かすような自傷行為は2年間見られていない。

コメント：自傷行為は，精神遅滞や自閉症の小児思春期の患者によく見られる。そうした行動には，ECTがよく奏効する。しかし，治療が継続されなければ，改善は長続きしない。報告されている再発例は，1990年代以前は一般的だった短いコースのECTのために生じた可能性が高い。継続ECTが現在はよく行われ，改善効果をより維持することができるようになった。ドナルドの例でも，治療は4ヵ月間続けられたが，それはこれほど重篤な状態の患者に対し効力をもつと知られている期間である。われわれは，どのくらいの期間治療を続けるべきかについて，合意を得られたガイドラインをもっていない。

ドナルドの法的な保護者は，何度も説得されてしぶしぶECTの施行を許可した。保護者は，ECTは自分の子どもにとって危険で虐待になると語った。よくあることだが，保護者は，ECTと動物や人間の行動を条件づけするための高電位電気ショックの使用とを混同していたのである。過去に行われた精神障害の患者に対する電気ショックによる虐待への不安が広まっていて，医師がECTを施行することは今なお難しさがあるのである。

自閉症のカタトニア

思春期の自閉症の患者でのカタトニアの一般的な症状は，無言，拒食，動作の緩慢であり，次の例に示すようにECTが効果を示すことが多い。

クイン

自閉症，反復性のうつ病，軽度精神遅滞の病歴のある17歳の少年が，気分の悪化と動作の緩慢が進行するために入院した。4歳のときに自閉症と診断されており，学校時代を通じて，学力，言語，対人スキル面の指導を受けていた。

14歳のときに，無言と食事摂取不良が際立つ顕著な悪化が始まった。そのときクインは，動作もますます緩慢になっており，服を着るのも食事をするのも促さなければできなくなっていた。彼は長い時間，自発的な行動を何もしようとせずに1人で立ちつくしていたりずっと座っていたりした。寝室で手を洗うか鏡を見るかして，大半の時間を過ごした。異常にまばたきする，眼球を回転させる，首を前後に突き出すといった運動が繰り返し観察された。

クインが数週間の夏のキャンプから戻ったとき，彼は体重が減り，発語は少なく，動作と表情の動きはさらに遅くなっていた。その後4ヵ月間，会話はますます少なくなり，頻繁なチックと速いまばたきと首を回す動作が続いた。臨床検査では，一般的な身体的，神経学的疾患は見いだされなかった。

強迫性障害とうつ病性障害の診断で，さまざまな薬物が処方されたが，効果はほとんどなかった。彼の動作はさらに緩慢になり，クインの両親は「スローモーションの映画を見ているようだ」と表現する状態であった。

カタトニアと診断され，クインは入院して両側性ECTを受けた。ECTは動作，会話，食欲，対人交流に劇的な効果を示した。彼は言葉を多く表現するようになり，自発的行動が増え，日常生活の活動をこなせるようになった。抗うつ薬の処方で，彼の改善は維持することができた。クインの家族は，ECTの効果が彼の命を救ったと考えている。

コメント：同様の症例が医学誌に報告されている[9]。自閉症とか精神遅滞とかトゥレット症候群とかさまざまに名付けられた障害をもった患者で見られる反復性でしばしば自傷を伴うこれらの行動は，カタトニアの１つの形と考えるのが有用だという認識が，専門家の間に少しずつ浸透している。

思春期の患者の多様な行動症候群が軽快すると，対人関係と学業と家庭生活に非常に良い効果を及ぼす。この年代の患者へのECTの使用に対する偏見を見直すことが求められている。

Notes

1. Wordsworth 1875.
2. Schneekloth et al. 1993 ； Moise and Petrides 1996 ； Rey and Walter 1997 ； Walter and Rey 1997 ； Cohen et al. 1997.
3. Fink 1996b ； Fink and Taylor 2003 ； Taylor and Fink 2006.
4. Moise and Petrides 1996 ； Thuppal and Fink 1999 ； Dhossche et al. 2006 ； Wachtel et al. 2008.
5. Ghazuiddin et al. 2004.
6. Cizadlo and Wheaton 1995.
7. Chung and Varghese 2008.
8. Kaufman 2007.
9. Dhossche et al. 2006 ； Wachtel et al. 2008.

第 10 章　ECT はどのように作用するか？

科学者は常に過ちを犯す。そして，本質的には反逆者である。自分自身か他人に壊される“仮説”を主張するのみである。
——ウォルター[1]

ECTでの最大の難問はその作用機序である。自発的に起こると有害であるてんかん発作を人工的に誘発して，どのようにして脳の機能障害を正常化するのだろうか？てんかん発作を繰り返し誘発するとなぜ精神障害は軽快するのか？この治療法の創始者であるラディスラス・メドゥナは，精神障害とてんかんの生物学的拮抗作用を信じていたが,現在ではその拮抗説には説得力はない。われわれは拮抗説を笑って無視するが，この拮抗説があったからこそメドゥナは，発作を安全に誘発する方法を考え出し，効果がありそうな患者を見分け，効果的な治療コースを計画し，発作誘発の安全性を示し，治療としての発作の効果とリスクを評価し，他の者にもこの研究を継続するように納得させることができたのである[2]。メドゥナの所見は何度も検証され，精神障害のECTの治療的効果については疑いの余地はなくなっている[3]。

ECTが有効に作用するための重要なポイントについては多くのことが知られている。発作の全般化は，治療効果を得るには重要である。発作による生化学的及び生理学的変化を基礎にして行動上の効果が表れるが，麻酔のみでも，発作を誘発することができない電流のみでも，その効果は現れず，ごく稀な場合を除いて1回の発作だけでも効果はない[4]。効果を得るためには，発作は週に2か3回の頻度で数週間繰り返し誘発されなくてはならない。気分，思考，運動の障害が最近の発症であればある程，より十分に軽快する。生涯つきまとう問題による精神障害，パーソナリティ障害，神経症，薬物乱用に伴う気分障害では，ECTでの効果は期待できない。われわれは，無酸素，けいれん，遷延発作のリスクを避ける方法を知っているが，これらのリスクによりECTの効果が説明されないことも知られている。

脳発作についての研究成果

脳発作は2つの側面から広く研究されている。脳波検査は，頭皮上に対称に置かれた電極により脳の電気活動を記録する。刺激直後に，脳波発作は動く細長い用紙に記録される（**図10-1**）。脳波活動では，周波数と電位は急激に増加する。それから周波数は減少し電位はさらに高くなり棘徐波複合の突発波が出現する。突然，脳波は平坦になり，ゆっくりとベースラインの周波数に戻る[5]。ECTコース終了後に脳波変化は，最長2ヵ月間続き，次第に個々人の基礎波が回復してくる。

脳ホルモンの髄液や血液への放出は，脳の発作活動を見る別の手段である。例えば，脳下垂体から放出されるプロラクチンの量は，発作後20から40分をピークに上昇する。プロラクチンの上昇は，偽発作ではなく強直間代発作が起こったという十分な証拠となる[6]。プロラクチンは効果的な強直間代発作後に放出される多くの脳ホルモンの1つに過ぎない。

ECTの有効性を説明する多くの理論が提示されてきたが，実証研究で証明されたものはない。もっともな理論としては，発作が身体の内分泌システム（生化学的及び生理学的な身体バランスを維持するために互いに影響を及ぼし合う分泌腺）に影響を及ぼすというものがある。

重症の精神疾患では，気分，思考，運動機能が障害されている。それらは脳（視床下部と下垂体）及び身体（甲状腺，副腎，精巣，卵巣，副甲状腺）から分泌される神経内分泌腺により制御されている。重症の精神障害では，内分泌機能と生理学的機能は著しい異常を示しており，精神疾患が軽快すれば正常化し，症状が再発すれば再び異常になる[7]。

身体の分泌腺からはホルモンが産生され，そのホルモンは血液中に放出されすべての身体細胞に届けられる。また，ホルモンは脳脊髄液（すべての脳細胞

a

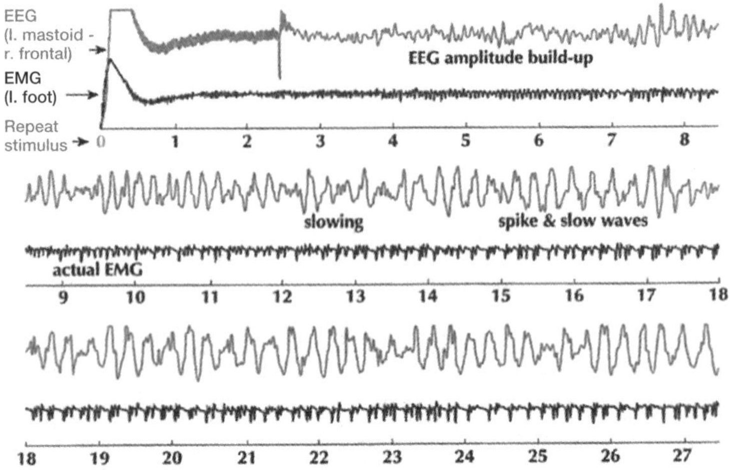

b

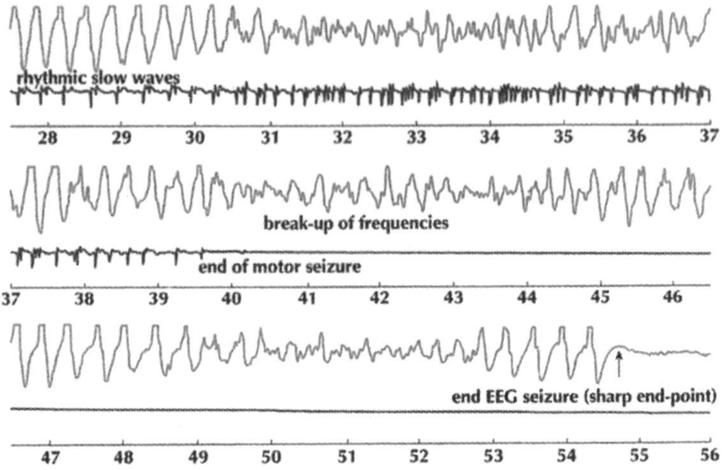

図10-1a，10-1b 効果的なECTの脳波所見

が浸っている透明水様液体）中にも放出され脳にも行き渡る。

精神疾患の原因を理解するためのモデルとして，インスリンホルモンを産生する膵臓の特殊な細胞が破壊されることで起こる全身性疾患である糖尿病を考えてみるとよい。インスリンは身体での糖の放出と貯蔵を調整する。1922年にインスリンは発見され，動物からのインスリンや後には化学的に合成されたインスリンで代用されるようになった。現在，糖尿病は，代用インスリンの毎日の注射と食事制限でコントロールされている。代用治療では欠乏症自体は治せないが，生命活動に必要なホルモンの代わりとなって症状を緩和することはできる。おそらく同様のホルモン欠乏症が，重症の精神症候群，特にECTに反応する症候群では基盤にあるものと思われる。

神経伝達物質と神経ホルモン

神経伝達物質と神経ホルモンは，ニューロン（神経細胞）と身体組織とのコミュニケーションを可能にしている化学物質である。

脳細胞間のコミュニケーションは*神経伝達物質*の放出で行われる。神経伝達物質とは，脳細胞の接点（シナプス）で放出される化学物質である。これらの放出により周囲の脳細胞の働きは刺激されるか抑制される。エピネフリン，ノルエピネフリン，アセチルコリン，セロトニン，ドパミンは，細胞間隙で神経伝達物質として作用することが特定されている。刺激を受けた神経細胞はすぐに神経終末で神経伝達物質を放出し，次の細胞が刺激され（または抑制され），その神経伝達物質はすぐに不活化される。その作用は局所で，瞬時に起こる。神経伝達物質は身体に広がることはない。現代の向精神薬は，神経伝達物質（とりわけセロトニンとドパミン）の放出とその作用の持続に影響していると信じられている[8]。

一方，*ホルモン*はタンパク質かタンパク質の断片（ペプチド）で，脳及び身体の分泌腺より産生される。*マスターホルモン*は，脳の底面の中心にある分泌腺の視床下部と下垂体から生ずる。分泌されたマスターホルモンは，身体の他の分泌腺を刺激しホルモンを放出させる。よく知られている分泌腺は首にある甲状腺と副甲状腺，腎臓の上にある副腎，膵臓の特殊な細胞，卵巣と精巣の生

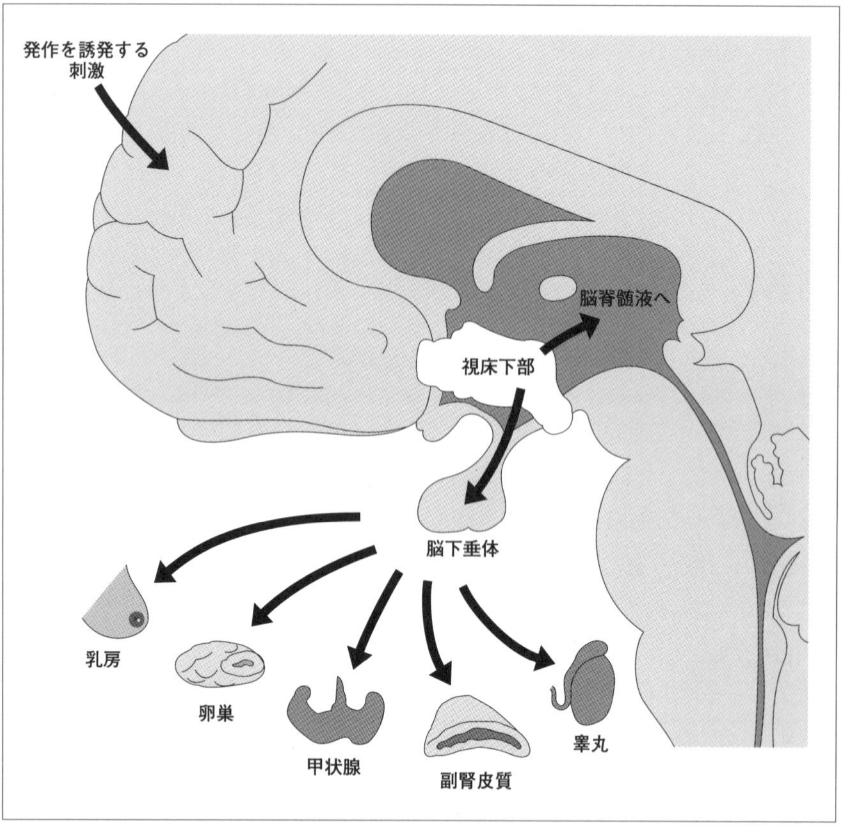

図10-2 脳と内分泌腺のつながり

殖腺である（**図10-2**）。

神経伝達物質と神経内分泌の2系統は，密接に関連している。例えば，視床下部と下垂体は直接的（神経伝達物質の放出を通して）かつ間接的（下垂体に循環してくるペプチドを通して）に関連している。これらの密接な関連の発見は20世紀の神経科学の偉大な業績の1つである。

内分泌腺はわれわれの生命活動では重要な役割を果たしている。内分泌腺はライフサイクル，つまり，胎児から幼児，成人への成熟，日々の摂食と睡眠，妊娠と出産，老化と死亡を制御する。内分泌腺は血流中にホルモンを分泌し，身体のすべての細胞に行き渡らせる。1つの分泌腺の物質が他の分泌腺の分泌活動に影響を与える。分泌腺は相互に調整し合って働いており，ホルモンは1日のリズムに合わせて，起きている状態では分泌量が増加し睡眠状態では低下するように周期的に分泌されている[9]。

ホルモンと行動の相互作用の一例は，飛行機で時差がある地域へ旅行した者が現地での普通の生活に合わせようとするときに見られる。睡眠サイクルは中断されているので，眠たく，不安で，悲しくなり，疲労を感じ，集中力は低下し，回想や記憶がしにくくなる。これらの機能は，コルチゾルという副腎ホルモンにより制御されている。コルチゾルの分泌は下垂体から分泌される副腎皮質刺激ホルモン（ACTH）により刺激される。血中と尿中のコルチゾルの量は睡眠覚醒サイクル（覚醒時に最高で，就眠時に最低）に伴って変化する。初めは，コルチゾルの分泌サイクルは本国の時間に従う。しかし，旅行者が訪問国の時間に慣れるとコルチゾルは新しい時間のサイクルで分泌され，時差ぼけの嫌な症状は消失する（旅行者がまた時差を越え帰国したときにだけその時差ぼけは再発する）。

どんな内分泌腺においても機能障害は重大な影響を生じさせる。もし甲状腺が十分な甲状腺ホルモンを産生しなくなったら，甲状腺機能低下症を生じさせる。もし甲状腺ホルモンの欠損が幼児期に起こったら精神遅滞を起こし，成人では粘液水腫を生じさせる。身体組織に水腫が表れ，精神活動は緩慢になり，筋肉は弱くなり，神経反射は遅延し，脳波は徐波化する。患者は，抑うつ的になり，記憶力も低下し，妄想様観念を呈する。その後に，昏睡，ときには死亡する場合もありえる。一方，もし甲状腺が過剰にホルモンを分泌すれば，興奮，躁的，誇大性を特徴とした行動異常が現れる。同様の身体及び精神への作用は，下垂体，視床下部，副腎，副甲状腺，精巣，卵巣でのホルモンの欠乏か過剰分泌に関連して起こってくる。

ECT の神経内分泌仮説

このことはECTについて何を示唆しているのだろうか？どのようにして発作はこのような生理学上の大きな変化を引き起こすのか？てんかん発作は脳の

どの部位からでも起こり得るが，脳の中心部すなわち*中心脳*として知られている脳幹から生じた発作のみが，ECTで良好な効果を得るためには絶対欠かせないものである。視床下部のホルモン分泌細胞は下垂体のホルモン分泌細胞の真上に位置し，密接に関連している。ECTでは両側のこめかみに貼られた刺激電極より，脳の中心部に最大限の電流を流し，脳の中心部に強直間代発作を誘発すると同時に視床下部を刺激してホルモンを放出させる。このように放出されたホルモンの血液内濃度は発作から数分以内より上昇し，高レベルを数時間保つ。そのホルモンが身体中に循環して，すべての身体細胞に影響を与えていることは，ECTによる改善を示す確かな徴候である。

特別な脳細胞が適切に働くために必要な物質が不足すると，精神障害が発症する。ECTでは視床下部と下垂体から多量のホルモンが“絞り出され”，数分以内に血中や脳脊髄液中のホルモン濃度が上昇する。

ECTが有効に作用して内分泌機能が正常化しECTコースが終了しても，その正常化が持続する場合もある。一方，コース終了後に分泌腺の活動が異常に戻ってしまい，精神障害の症状が再発する場合もある。視床下部と下垂体への刺激を繰り返すことは，正常な脳機能と精神状態を維持するために必要である。

脳構造の把握は，発作により放出される化学物質が脳細胞にどのようにたどり着くかを理解する手助けになる。脳は，中心にある脳幹の上に位置する2つの大きな脳半球から構成されている。これらの脳半球は，肝臓や脾臓のように中身の詰まった構造ではなく，中が空洞の構造になっている。その嚢状構造は*側脳室*として知られており，脳脊髄液で満たされ，もう1つの嚢である第三脳室とつながっている。第三脳室は2つの脳半球の間に位置する。これらの脳室とつながる第四脳室は，側脳室や第三脳室の後ろ，脳幹の上，小脳の下に位置する。脳脊髄液で満たされている脳室は，脳の表面と脊髄の全部を覆うスペースにもつながっている。これらの複雑な嚢や経路によってすべての脳細胞は透明で水様の脳脊髄液に浸される。脳脊髄液はペプチド，アミノ酸，糖類，塩分，タンパク質が豊富に含まれており，これらの化学物質は脳細胞や内分泌腺から血流を経由してもたらされる。脳脊髄液は常に脳で産生されており，脳室にある血管に富んだ組織の脈絡叢で血液中に吸収されることで循環している。

神経外科医であるリチャード・ベルグランドは，脳脊髄液と脳室の脳への生理学的作用を研究している[10]。ペーパー・クロマトグラフィーを使い，脳脊髄液に溶けている化学物質を分離し，300 種以上のペプチドとアミノ酸を見つけ出した。また，羊に発作を誘発し，脳室から脳脊髄液を摘出し，発作後にその化学物質の種類も量も大幅に増加していることを発見した。

この脳室システムにより脳脊髄液中に運ばれた化学物質は，すべての脳細胞で利用可能になっている。脳細胞は適切に働くために脳脊髄液中より必要な物質を取り出す。脳脊髄液をベルトコンベヤーとして想像してみて欲しい。脳細胞は今すぐ必要なペプチドを取り出し，その後に，さらに脳細胞が必要とする量だけの他のペプチドを取り出すことができる。これはわれわれがブッフェスタイルの食事に行ったときと同じである。われわれは今食べたいものを選び，それ以外の食べ物を取らない。次に席を立ったときには，食べたいものが変わり選ぶものが変わる。ECT がこれほど多種の精神障害へ効果を及ぼすことは不思議なことではない。なぜなら，ECT はさまざまな特殊な働きをするのに必要な多種多様の化学物質を，脳脊髄液中に放出し，利用できるようにしているからである。

この過程の 1 例としてパーキンソン症状の軽減が挙げられる。中脳の黒質と言われる部分の脳細胞でドパミンが不足すると筋強剛，振戦，すくみ足が生じる。脳からより多くのドパミンが産生されるように医師はドパミンの前駆物質であるレボドパを処方する。その処方がうまくいくと，脳内のドパミン濃度は上昇し，適切で簡単な動きを妨げる筋強剛が減少し，体の動きは再び滑らかになる。レボドパでの治療に失敗すると ECT が使われ，脳脊髄液中にドパミンを放出させ，パーキンソン症状の筋強剛とすくみ足を軽減させる。

多くの患者にとって，ECT コースの効果は短期間のコース終了後でも長期間持続する。脳細胞が再びうまく働かなくなり，精神障害が再発する患者もいる。そのような場合，脳細胞の機能と精神状態を正常に保つために ECT が継続される。

この理論は，精神障害では気分や思考を制御する化学物質の脳内分泌が異常であることを前提としている[11]。確かに，糖代謝へ影響を与えるインスリン，細胞代謝に対する甲状腺ホルモン，カルシウム代謝に対する副甲状腺ホルモンの作用と同様な，気分や思考へ影響する特殊な化学物質はまだ見出されてはいない。最も可能性が高い候補は視床下部から放出されるトリペプチドの甲状腺刺激ホルモン（TRH）である。これを人間に経静脈的に投与すると多幸化及び抗うつ効果がある。しかし，急速に代謝されるのでその作用は短い。TRHと同種で代謝に強い抵抗性をもつ薬物は研究の適切な対象となる。他の脳ペプチドと同種で天然化合物よりも長く作用する薬物の例としては，ベータ-エンドルフィン（beta-endorphin）に対するdes-Try-ガンマ-エンドルフィン（des-Try-γ-endorphin）[12]，バソプレッシン（vasopressin）に対するデスグリシンアミド アルギニン バソプレッシン（desglycinamide arginine vasopressin）[13]がある。

われわれの提唱した仮説は，行動を制御する化学物質を特定できなかったので，しばしば批判されるが，そういった化学物質は存在するという経験的な証拠を否定することはできない。脳脊髄液を発作前後で調べ，新しく出現したり量が変化したりする化学物質はないか調べることは理にかなった方法である。そのような化学物質を同定する目的で，倫理的にも患者の脳内の物質を調査することが許されると思われる。このような研究によりECTに代わる効果的な治療が開発されることであろう。

うつ病でのホルモンの変化ほどには，精神病またはカタトニアでのホルモン変化については知られていない。しかし，ECTでの効果を考えると，精神病やカタトニアで見られるホルモンの異常はたぶん重要な鍵となるだろう。ECTの効果についてさまざまな仮説があるが，異常行動への著しい治療成果はわれわれの関心を強く引きつけ，その作用機序を解明する研究を続けずにはいられなくさせている。

Notes

1. Walter 1956.
2. Meduna 1935, 1937, 1950, 1985.
3. メドゥナの死後に発行された自伝にはけいれん療法の驚くべき話が記載されている（Meduna 1985）。最近出された2つの本にはメドゥナの経歴やその後のけいれん療法の発展についての詳細が記述されている（Shorter and Hearly 2007；Dukakis and Tye 2006）。
4. Fink 1979, 1999a.
5. Fink 1979, 2000a.

6. Trimble 1978.
7. Fink 2000a, Taylor and Fink 2006.
8. Hales 2005.
9. Nemeroff and Loosen 1987.
10. Bergland 1985.
11. Nemeroff and Loosen 1987 ; Wolkowitz and Rothschild 2003.
12. GK-78, Organon, Fink et al. 1981.
13. Org 5667, Orgnon. Westenberg et al. 1994.

第 11 章　けいれん療法はどのように始まったか

極端に悪化した病気は，極端な手立てで癒すものだ。さもなくば，癒されることはない。　　　　——ハムレット[1]

19 世紀の後半，ヨーロッパの精神科医たちは，臨床上多くみられる 3 つの精神疾患を同定した。それは，神経梅毒（麻痺性痴呆と言われた），早発性痴呆（今日の統合失調症），躁うつ病（現在は大うつ病と双極性障害という 2 つの障害として知られる）である。これらの疾患は激しい症状を呈し，しばしば致死的で，有効な治療は全く知られていなかった。精神疾患の患者を世話する人たちは，鎖や拘束用の椅子や，冷水または高温の風呂や隔離室に頼って，攻撃的な行動を抑えていた。モルヒネやその他の鎮静用の薬品によって患者を眠らせたが，病気を治すにはほとんど無力だった。自身や他人に危険を及ぼす精神疾患の患者は，州が支援する大規模な病院に収容された。それは，収容者の治療につき全権限をもった病院管理者たちによって運営されていた。効果的な治療法がないため，彼らは多くの実験的で危険を伴う治療を許すままにしていた。

持続睡眠は，重症のうつ病や焦燥状態を改善するために実験的治療の 1 つである。焦燥の強い患者は，高用量のバルビツレートによって，食事とトイレのときに起こされる以外は，何日間も昏睡状態にされた。肺炎で死亡する者もいたが，きわめてわずかだけ回復する人がいたために，この治療は続けられた[2]。かつては身体への感染が精神疾患を引き起こすと考えられていたので，精神疾患を治す目的で，歯や扁桃腺や膀胱や大腸のかなりの部分が取り除かれた。その方法を正当化する信じるべき根拠は全くなかったにもかかわらずである。多くの患者が命を落とした。病院が食事を噛みやすくする義歯を用意しなかったことが多かったので，患者はさらなる屈辱を味わうことになった。性器の外科的除去もまた，もうひとつの“治療”であった。優生学者らは，精神疾患患者とくに社会の重荷になってきた人々の断種を議論した。20世紀の前半，精神病院にいた1万8千人以上が外科的に断種させられたと推定されている[3]。

高熱疾患の感染性の原因としての細菌が発見されたことは，19世紀の医学研究の大きな功績である。フランスの化学者ルイ・パスツールは，高温が細菌を壊すことを証明した。その発見は食物の低温殺菌法にもつながったが，発熱が身体の感染に治療的効果を持ちうることも示していた。この考えは，天然痘や腸チフスの感染から治った神経梅毒の患者の精神病症状が改善する事実でも支持された[4]。1917年に行われたある実験では，活発なマラリアの患者の血液が，神経梅毒の19人の患者に注射された。彼らは，48時間から96時間ごとに襲う周期的な高熱に見舞われた。驚くべきことに，3人の患者の精神症状は寛解した。この報告は，神経梅毒に対するマラリア熱療法への関心を大きく刺激した。寛解率は8～51％，死亡率が2～47％であるにもかかわらず，この発見を報告したオーストリアの医師ユリウス・ワーグナー・ヤウレッグは，1927年にノーベル生理学・医学賞を受賞した[5]。

マラリアの代わりに繰り返し発熱を生じさせようと，淋菌や腸チフスのワクチン，ツベルクリン，牛乳の注射によって蛋白質の感受性を上げようとしたが，良いやり方ではなかった。電気毛布を使ったり電灯で熱した小部屋で体温を上げたりすることも，同様に危険だった。発熱療法の合併症——脱水，循環虚脱，無酸素脳症，ショック状態——は，高死亡率につながった。成功率の低さと合併症と死亡率の高さにもかかわらず，神経梅毒が精神疾患としてまた致死性疾患として非常に恐れられていたため，発熱療法は1944年にペニシリンにとって代わられるまで国際的に受け入れられていたのである[6]。

薬物けいれん療法

頭部外傷や脳炎の後にてんかんを発症した早発性痴呆の患者の中には，精神障害が改善するものがいた。この経験は早発性痴呆とてんかんの間の生物学的な拮抗作用を示唆し，医師の中には，精神病患者の血液中の化学産物によりてんかんを治療できるのではと考え，精神病患者の血液を注入して難治性のてんかん発作を止めようとする者もいた。しかし，このような努力は失敗に終わった[7]。

1930 年代初期，神経学と神経病理学を専門とする医師ラディスラス・メドゥナは，ブダペストのハンガリー精神研究所で病理解剖を行っていた[8]。彼は，統合失調症患者の脳は，脳神経細胞の構造を支える神経グリア細胞数が健常者より少ないことを観察していた。一方，てんかん患者の脳ではグリア細胞が増えていた。グリア細胞は，ニューロン伝達ネットワークを構成する中枢神経系の枝をのばした細胞で，思考，記憶，情動，行動の基礎となるものである。メドゥナは，グリア細胞の欠損は早発性痴呆の徴候であり，てんかん発作を生じる患者で早発性痴呆の症状が改善するのは，神経グリア細胞の数が増えるために違いないと理論立てた[9]。

人工的な発作でグリア細胞を増やし，統合失調症の症状を軽快させることはできないか？　メドゥナは，けいれんを誘発する化学薬品での動物実験を繰り返し，油状のしょうのうを筋肉内に注射することに行きついた。15 ～ 60 分後に強直間代発作が起きたが，実験動物は動けなくなることも死ぬこともなかった。この手法を人にも適応できるのではないかと思われた[10]。

しかし，ハンガリー精神研究所の所長を含め多くの臨床家は，早発性痴呆は治療法のない遺伝性の障害だと信じていた。早発性痴呆が治療できるかもしれないと考えることは，学問的に異端の説であった。批判を恐れ，メドゥナは研究の場を研究所から，ブダペスト郊外リポトメゾーにある長期入院する精神疾患患者のための州立病院に移した。

メドゥナの患者の 1 人に 33 歳の男性がいた。精神病性疾患の緊張型で，4 年間，精神病症状と無言，ひきこもりを示していた。胃管を通じて食事を与えなければならず，すべての治療に失敗しており，実験的な治療に適していると考えられた。1934 年 1 月 23 日，メドゥナは油状のしょうのうを腕の筋肉に注射した。そして“不安に慄きながら 45 分待った後，患者は突然古典的なてんかん発作を起こし 60 秒続いた。”メドゥナは，3 ～ 4 日の間隔で注射を繰り返した。

…5回目の注射の2日後，2月10日の朝，4年間で初めて，彼はベッドから離れ，話し始め，朝食を要求し，助けも借りずに服を着て，自分の周りのあらゆるものに興味を示し，自分の病気と入院期間について尋ねた。私たちが4年間入院していることを告げると，彼は信じようとしなかった[11]。

注射はあと3回行われ，患者の症状は十分に改善して自宅に戻ることができた。リポトメゾーに残る患者記録の最近の調査によれば，何ヵ月も後に彼は再発して再度の治療が必要になった[12]。

化学薬品ペンチレンテトラゾールの静脈内投与が安全に動物にけいれん発作を生じさせることを知り，メドゥナはしょうのうに代えてこの薬品を試みた。ペンチレンテトラゾールは使いやすく，すぐに発作を誘発させることができ，発作の予測もしやすかった。まもなくそれは，発作誘発のための主要な薬剤となった。

2年間に，メドゥナは110人の患者を治療し，1937年に53例の精神疾患の改善と寛解例を報告した[13]。寛解率は，発症後4年以下の患者で高かった。ペンチレンテトラゾールで誘発された発作もしょうのうによる発作も，有効性は同じで，改善は発作によるもので誘発剤の種別にあるのではないことを示唆していた。

1935年に発表してから3年の間に，メドゥナには，イタリア，ドイツ，インド，オーストラリア，米国から見学者が訪れた。1937年の5月，スイス神経精神医学会が組織した国際学会で，彼はペンチレンテトラゾール治療について論じた[14]。ヨーロッパ，南米，米国のいたるところから講演に招かれた。メドゥナは，南米にいる間にナチスのオーストリア・ハンガリーへの侵攻を知り，米国に亡命を求めた。以後シカゴで働き，1964年に亡くなった[15]。

電気けいれん療法

ペンチレンテトラゾールによる発作誘発は，恐ろしい手法でもあった。静脈内投与の数分後に，患者の思考は駆け巡り始め，心拍は急速に早まり，患者は不安と死ぬのではないかという恐怖を体験し，それから突然意識を失う[16]。筋肉と背中の痛みを感じて目覚めると，舌と唇は出血していることが多く，強烈な頭痛を味わう。その後の治療を拒む患者は多かった。そのため，苦痛と不快の少ない方法をみつける必要があった。

発作誘発の代わるべき方法として，電流が多くの動物実験で試みられた。有効な方法が，ローマでウゴ・チェルレッティとルーチョ・ビーニによって考案された[17]。1938 年 4 月 11 日，躁病と精神病性のエピソードをもつ 39 歳の男性が，電気により安全にけいれんを誘発された最初の人間になった。チェルレッティとビーニが率いるチームは，最初の通電で発作を誘発できなかったが，より高い電流設定による二度目の誘発で成功した。発作は 3 週間にわたり 1 日おきに繰り返され，患者は回復した[18]。

ペンチレンテトラゾールけいれん療法は，すでに精神科治療に衝撃を与えていた。その代りとしての電気を使う方法は，さらなる関心を刺激した。1940 年までに，ペンチレンテトラゾール治療は米国で 3000 例，ヨーロッパでは 2011 例が報告されていた[19]。イタリアの医師たちはイギリスや米国に移住したとき，彼らが使っていた電気の装置を持っていくか，または移住先で装置を作らせていた[20]。1940 年には，ECT はペンチレンテトラゾールけいれん療法と同様に広く使われており，続く 10 年で，臨床で用いる発作誘発の中心的な方法として確立された。

その他の強烈な革新的な治療法

ショック療法とまとめて呼ばれている他の 2 つの強烈な治療が，1933 年から 1935 年にかけて紹介された。1933 年，ウィーンのマンフレッド・サケルによるインスリン昏睡療法（insulin come therapy：ICT）は，インスリンホルモンの発見後に登場した[21]。高用量のインスリンを精神病患者に注射し昏睡状態にさせると，症状が改善する者がいた。昏睡は，ブドウ糖の注射によって回復した。こうして患者らには，規定の治療として 50 回の昏睡が行われた。改善率はさまざまで，身体合併症や死亡がかなり発生した。ICT は，1940 年代から 50 年代に広く行われ，抗精神病薬クロルプロマジンが精神病に有効であるとわかるまで続いた。決定的だったのは，ICT のために紹介された患者で行われたICTとクロルプロマジンの治療の比較研究の発表であった。2つの治療の有効率はほぼ同じだったが，クロルプロマジンはICTに比べてずっと安全で安価であった[22]。クロルプロマジンは，精神病の患者に対する治療の中心となった。

ロボトミー・前頭葉白質切除術（lobotomy, leucotomy）は，脳の前頭葉を外科的に除去するとチンパンジーの興奮が鎮まったという報告を受けて導入された。ポルトガルの神経学者エガス・モニスは，1935年にリスボンでこの手法を開発し，この外科手術が焦燥感の強い妄想的な精神科患者の病状を安定させると考えた。この能天気な報告をみて，医師たちは患者に外科的な脳の裁断を受けさせた。ひどい合併症と死亡率の高さが伴うにもかかわらずである。ここでも抗精神病薬がこの治療にとって代わった。モニスは，1949年のノーベル生理学医学賞を受けている[23]。

ECTはICTとロボトミーとほぼ同じ時期に開発されたので，この3つは人々や医療専門家の心の中で密接に結びつけられていた。インスリン昏睡もロボトミーも有効ではないことがわかり，1950年代に登場した向精神薬にとって代わられた。1970年代にECTが薬物抵抗性の患者の治療のために再び求められたとき，そのイメージはすでに傷ついたものだった。大半の人々が，消え去った2つの治療法と混同していたからである。

精神薬理学

1950年代に統合失調症，うつ病，躁病，不安を治療するための新たな薬物が，次々に登場した。これらが試みられるにつれ，クロルプロマジンのような薬物は，インスリン昏睡療法やロボトミーと同程度の有効性であると見なされるようになった。抗うつ薬はうつ病に対して，ECTと同等の効果をもつと思われ，1960年代の半ばまでには，薬物療法は広くこれらの身体治療にとって代わるものとなっていた。

しかし多くの患者にとって，これらの薬物療法は十分なものではなかった。彼らは，再びECTを勧められることになった。その多くは速やかに反応し，ECTへの関心が再び高まることになった。治療手技と装置は改善されていたが，一般の人々と専門家らの抵抗は強硬で，ECT を推奨し使用しようとする医師たちを妨げた[24]。薬物抵抗性の症例数が増えるにつれ，患者は臨床に携わる医師に薬物以外の治療法を求めるようになった。ECT への関心は，主として米国の少数の医師のグループによって維持されていた。しかし，1973 年にカリフォルニア州議会で ECT とロボトミーを非合法とする法律が通過したことに米国精神医学会は衝撃を受け，ECT の専門委員会を設立した。その委員会の報告では，ECT の有効性と安全性が強く支持された[25]。この報告により，大学病院で ECT が再び施行されるようになり，ECT 支持のグループである国際電気療法推進学会（the International Association for the Advancement of Electrotherapy）に参加する医師も増えていった。この学会は，1980 年代に形を変え，けいれん療法学会（the academic Association for Convulsive Therapy）となった。1985 年には，医学専門誌『Convulsive Therapy』が発刊された。米国精神医学会の専門委員会の報告は，1990 年と 2002 年に改訂が行われた[26]。米国での関心の高まりにつれて，ヨーロッパでも，薬物治療難治例の治療のために精神科医たちは，ECT センターを設立したり ECT 学会を組織したりし始めた[27]。薬剤に代わる有効な治療法を求める患者たちに，ECT は再認識されるようになり，1990 年代の半ばまでには，ECT は薬物治療が効果がない患者の次の治療として，また重篤な精神疾患に対しては最優先の治療として，再びその役割を確立することになった。

またしても繰り返し

ワーグナー・アウレッグ，モニス，メドゥナ，チェルレッティ，ビーニ，そして精神疾患の経過を身体に作用する方法で変えようとした多くの他の医師たちの大胆さの源は，患者がその医師らを家父長的存在と崇め奉ることにあった。医師の努力は常に患者の利益のためだと思われていた。医師らがそのような無謀な治療を行ったのは，精神疾患に治療の望みがないためばかりでなく，患者は回復のためには喜んでどんな辛さでも我慢し，どんな危険も甘受し，どんな代償も支払うという前提があったためである[28]。しかし，多くの患者は治療を拒否したのにもかかわらず，嫌々ながら治療されていた。患者はいったん精神病院に入院すると，治療への同意は当然とされていて，治療を拒否しても聞いてもらえることはほとんどなかった。精神病院での患者への虐待が報告されると，一般の人々は驚いて怒りを覚えた。その思いから，精神科治療を原則禁じたうえ，知的同意能力のある患者が自由意志で同意した治療のみ認めるという法律をつくる運動が起こった。精神疾患の身体治療に対する自由意思による同意の概念は，米国精神医学会が1978年に任命した専門委員会により作成されたECT同意手続きで初めて形がつくられた。

神経梅毒と統合失調症に対して開発された極端な治療法のように，新しい治療法は有効性，安全性の科学的検証なしに使われることが多い。同様な倫理的，科学的な原則を恐れない無謀さと鈍感さは，今日でも精神障害の“治療”として手当たり次第に次々と生まれてくる多くのご都合主義の治療的介入のなかにも見られている。

医学文献には，神経症と精神病に対しての有用性が検証されていない治療を主張しているものが多く含まれている。精神疾患の原因と身体への作用についてしっかりした信念がなければ，その試みは単に空想的なもの（imaginative）にすぎなくなる。面接治療の信奉者らが志向する，精神分析，個人または集団療法，環境・心理社会療法，行動療法，クライエント中心療法，認知療法，催眠療法，実存的療法，夫婦療法は，どれも実証的に有効だと判明したものではない。

身体的な操作も同様に想像の産物である。これには，睡眠中断や持続睡眠，電気睡眠，アセチルコリン注射，笑気ガスやエーテルの吸入，ヒスタミンの注射，ビタミン大量投与と複雑な食事療法，アトロピンとスコポラミンによる昏睡，血液透析，LSD（lysergide）の静脈内投与，メタンフェタミンとメギマイド，低体温，光ショック，後退性電気ショック，亜昏睡インスリン，脳通気療法，高用量レセルピン，鍼治療，光療法が含まれる。あまり知られていないが検証されていなくて空想に過ぎない治療には，局所的電気的刺激発作療法（FEAST）と無発作療法（FEAT），皮質電気刺激療法（CES），経頭蓋直流電流療法（tDEC），反応性神経刺激療法（RNS）がある。

最近になって登場した空想的な脳刺激法は，経頭蓋磁気刺激療法（TMS），磁気発作療法（MST），迷走神経刺激療法（VNS），深部脳刺激療法（DBS）と呼ばれるものがあり，専門家の関心を呼んでいる。これらの治療は12章のテーマである。

Notes

1. Shakespeare Wm ： Hamlet, Act Ⅳ, Scene 3.
2. Klaesi 1922.
3. Scull 2005.
4. Terry 1939.
5. Wagner–Jauregg 1918.
6. Dattner 1944 ； Duffy 1995.
7. Duffy 1995.
8. Meduna 1985 ； Shorter and Healy 2007.
9. Meduna 1937, 1985.
10. Meduna 1935, 1985.
11. Meduna 1985.
12. Baren et al. 2008. この記録によれば，メドゥナはこれより先，1934年1月2日に，10人の患者にもしょうのうを注射する実験をしていた。最初の計11人の患者のうち9人はカタトニアを呈しており，3人は治療で改善した。メドゥナは効果的な薬物用量を見出そうとしていた。発作の不発も，これらの初期の患者ではよくあることだった。
13. Meduna 1937.
14. Katzenelbogen 1938.
15. Meduna 1985.
16. Weigert 1940.
17. Cerletti 1950, 1956 ； Bini 1938, 1995.
18. Cerletti 1956.
19. Jessner and Ryan 1941.
20. Abrams 1988 ； Shorter and Healy 2007.
21. Fink 2003 ； Doroshow 2007 ； Shorter and Healy 2007
22. Fink et al. 1958 ； Fink 2003.
23. Valenstein 1986 ； El–Hai 2005.
24. Fink 1991 ； Shorter 1997.

25. APA 1978.
26. APA 1990, 2002.
27. ECT ヨーロッパフォーラム，北欧けいれん療法学会
28. 発熱療法が，その危険さと不良な治療結果にもかかわらず熱狂的に受け入れられたことについての記述は，Duffy 1995 と Braslow 1998 を参照。ロボトミーへの熱い信奉は，Valenstein 1986 と Pressman 1998 を含め多くの書でみつけられる。

第 12 章　脳刺激法は ECT にかわるものとなるか？

過去を憶えていられない人は同じことを繰り返す運命にある。
——サンタヤーナ[1]

医学とくに精神科疾患の治療に電気を使用することへの関心は，電気が制御可能な現象だとわかった時代からあった。18 世紀の終わりと 19 世紀の初め，ベンジャミン・フランクリンもアントン・メスメルも，麻痺した四肢を刺激しヒステリー状態を緩和するのに電流を使った多くの学者の 1 人であった[2]。ルイジ・ガルヴァーニの甥のジョヴァンニ・アルディニは，電気を扱った初期の主要な学者で，電流を精神疾患の患者に適用した[3]。アルディニが著した原書の図によると，電極の 1 つを頭頂部に，2 つ目を手に置いた。本文では，電極はイヤリングにつないでいたと書かれている。アルディニの研究の大半は，亡くなって間もない遺体で行われ，電気が筋肉の運動を刺激することを示した。彼が，治療的な目的でけいれんを誘発させていたという証拠はない。

ECT 導入の始まりから，治療にとっての大発作の重要性は疑問視されていた。多くの人々は，電気のもつ効能へのありふれた科学信仰に従っていて，発作を誘発させずに低電流を流していた。研究者らは，患者への効果を調べるのにみせかけの刺激と実際の刺激の治療とを比較し，みせかけの刺激では効果がないということを見つけた[4]。覚醒中か睡眠中（電気睡眠療法）の被験者の頭皮に電極をつけ，低電流を流しても効果はなかった[5]。

医学におけるいくつかの電気の応用は，まさに革新的なものであった。どんな大発作でも，その終りに脳の活動波（脳波計で測定）は平坦化し，律動的な活動は極度に少なくなる。その状態は，イソフルレンと呼ばれる化学薬品を使って，麻酔によって模擬的に作り出すことができる。*イソ-電気麻酔療法（イソフルレン麻酔療法）*は脳刺激の手法で，長時間の脳の電気的鎮静すなわち脳の電気活動の極度な低下を引き出すものだ[6]。麻酔下で1時間のイソ電気麻酔療法を施行された電気的活動により，かつてはECTと同様にうつ病を改善すると考えられていたが，6症例の試みは失敗した[7]。この手法は，明らかな確証がなく，消え去った。

最近の20年間，3つの身体的治療がECTに代わるものとして真剣に推進されてきた。それは，発作を起こすことなくECTと同じ効果を引き出す方法として考えられたものだ。その中心的な主張は，これらが認知機能と記憶に与える副作用なしにECTと同じ効果をもつというものである[8]。

経頭蓋磁気刺激療法（transcranial magnetic stimulation：TMS）

最近導入されたある手法は，頭部に反復的に磁気刺激を与え，発作を生じさせないものである。麻酔も必要としない。詳細な刺激量，磁波の回数と頻度，刺激電極の位置は，なお研究中である。刺激電極の位置決めと刺激回数や頻度は，さまざまであるが，2008年半ばの時点では，TMSのどんな方法でも精神疾患に対して持続的な効果を示した研究はない。

ある研究では，抑うつ状態の患者に左背外側前頭皮質への毎日のTMS刺激を15日間行い治療した。TMSとECTいずれかを受けた患者のうち，ECTを受けた患者の59％が寛解に至ったが，それに比べTMSで治療された患者の寛解は17％であった。TMSとの比較のために，けいれん閾値の2.5倍の用量での右片側性刺激という効果の低いECTが使われたにもかかわらず，ECTの方が効果的であることが示された[9]。

別の多施設研究では，6週間（30セッション）にわたる毎日の真のTMSとみせかけのTMSの比較が行われた。気分スコアーの50％改善は，真の治療を行った患者で，4週間で18％，6週間で24％で，みせかけの刺激では，それぞれ11％と12％であった。これらの改善率は，多施設薬物治療研究のプラセボ治療患者群の改善率とほぼ同等であった[10]。

経頭蓋磁気刺激療法は，米国では臨床的に承認をされていないが，試験的治療として広く使われている。

磁気発作療法（magnetic seizure therapy ： MST）

TMSの有害作用の1つに偶発的な発作がある。非常に高いエネルギーの磁気刺激を試験的に使うと，患者に数回の大発作が引き起されることがあった。磁気発作療法は，試験的な計画の下での治療として患者に提示されてきた。それは，より脳の刺激焦点を定めることによって，認知への影響が少なくなるのではと期待されている[11]。この手法の脳波記録は，効果的なECTの特徴である全脳の発作波形を示さず，低刺激の片側ECTでみられる部分的な発作波形に類似する。MSTとECTの比較研究は，まだ報告されていない。

迷走神経刺激療法（vagus nerve stimulation ： VNS）

心臓刺激の治療経験がたまたま応用され，ある装置が外科的に胸部に埋め込まれることになった。刺激電極は，頸部に位置する左迷走神経に当てられる。装置は，異常な心波形を制御するために心疾患の患者に植え込むペースメーカーと同様の低電圧の刺激を放電する[12]。迷走神経は脳幹で起始し，頸部から胸部や腹部に走行し，身体諸器官の機能をモニターする。電極が付けられると，脳幹への逆行性の刺激が起こるように電流の周波数と強度がセットされる。患者は，この刺激に気づくことはない。症例報告では，さまざまな精神症状に対してVNSの使用を強く支持しているが，ECTの適用が勧められる患者に対して有効性を示す信頼できる科学的研究はない[13]。

治療抵抗性うつ病の治療のための臨床研究では効果は明らかになっていないにもかかわらず，食品医薬品局（FDA）の長官は，FDAスタッフと顧問委員会が反対しているにも関わらず，この装置の商業的な使用を認めた。この異常な形でVNSの承認は，米上院のグラスレイ委員会の聴聞の対象となった[14]。この聴聞会の後，FDA長官は辞任した。

VNSの信頼できる有効性を示せなかったことで，FDAの承認にもかかわらず，大部分の医療保険会社が装置埋め込みや刺激モニターの医療費支払いを拒むことになった。

ECTが推奨された患者に対するVNSとECTの効果とリスクの比較研究は，2008年夏の段階では，みられていない。VNSの使用は，試験的なものと考えるのが最も適当であり，ECTに代わるものとは証明されていない。

深部脳刺激療法（deep brain stimulation ： DBS）

外科的手技で脳深部に電極を配置し，VNSの場合と同様に刺激装置を皮膚に埋め込むものである。研究者らは，うつ病や精神病性疾患で異常をきたしていると信じられている脳中枢に電極を埋め込もうとする。電極を配置するための有効な部位は，まだ決定できていない[15]。同様の手法は，重度のパーキンソン病の患者で行われており，異常とされる脳中枢に電極が埋め込まれている。これまで，DBSは精神科の患者にはほとんど試されたことはなく，その手法はせいぜい試験的なものとしか考えられない。

2世紀以上にわたる関心の集まりの中で，発作を誘発しない脳刺激の方法はいずれも，重篤な精神疾患の改善の点でECTの効果に匹敵するものではない。

Notes

1. Santayana 1954.
2. Finger 2006; Finger and Zaromb 2006.
3. Parent 2004.
4. Ulett et al. 1954; Fink 1979; Palmer 1981.
5. Reynolds and Sjoberg 1971.
6. Langer et al. 1985, 1995.
7. Greenberg et al. 1987.
8. Goerge and Belmaker 2000; Lisanby 2004; Shorter and Healy 2007.
9. Eranti et al. 2007.
10. O'Reardon et al. 2007.
11. Lisanby 2004.

12. Lisanby 2004.
13. Nahas et al, 2005; Rush et al. 2005.
14. Grassley and Baucus 2005.
15. Lisanby 2004; Kopell and Greenberg 2008.

第 13 章　ECT は倫理的な治療か？

われわれの社会における倫理性とは，感情からなる不完全な社会的通念の集積に過ぎない。　　　　　——ホームズ[1]

精神医学において，ECT は賛否両論の治療法であると，広く考えられている。医学で最も物議を醸し出している治療であると言う人も多い[2]。しかし，議論になっているのはECTの有効性ではない。今まで述べてきたように重症の精神障害で，たとえ他の治療法が失敗したときにでも，ECT は有効である。また，議論はECTに伴う危険性についてのものでもない。というのは，この治療による死亡率は極めて低く，現代の薬物治療の中心になっている向精神薬での死亡率よりも間違いなく低いからである。ECTの施行が制限される身体疾患はない。

この議論は，電気により発作を誘発することは脳へ損傷を与え，以前の患者と同じ人とは思えないほど重症の記憶障害を引き起こすという“思い込み”に基づいている[3]。この“思い込み”は事実無根であり，記憶や認知に対するいかなる影響も，ECT 治療中や治療を始める直前の時期に限られていることが明らかにされている（第 4 章参照）。

物議を醸すイメージの根源は多様であり，ECT とロボトミーやインスリン昏睡のイメージが不幸にも混ざりあってしまっている場合も少なからずある。メディアはECT を酷く描いて，視聴者の感情を煽っている。20 世紀を通して精神医学は，精神疾患の原因を生物学的基盤に求める学派と精神分析や臨床心理学などの心理学的基盤に求める学派による対立によって混乱した。その結果，ECT への政府からの規制（特に小児や思春期の患者への使用を制限する規制）

と書面による同意が必要条件となり，ECTの施行は制限されることになった[4]。

医師患者関係についての倫理的ガイドラインには長い歴史がある。古代ギリシャで生み出されたヒポクラテスの誓いは最も広く知られているガイドラインである。第二次世界大戦でドイツ及びソビエト連邦で医師が嫌がる捕虜に人体実験をしたという恥ずべき行為により，世界中で医師患者関係の見直しが迫られた。1970年代まで精神障害の患者への実験的治療に対しての制限はなかった。科学的に根拠がない治療が称賛され，副作用が効果より大きいことが明らかになると消えて行った。そのような治療は，完全に施設に頼りきりになっている患者に対して，施設長の指示により施行された[5]。

精神科専門医の団体である米国精神医学会（APA）は，精神科治療へのガイドラインを作成しようとした。1978年にECT調査特別委員会の提案を承認して，初めて*インフォームドコンセント*（*informed voluntary consent*）が精神科治療で取りいれられることになった[6]。このECT委員会の提案書では，ECT前にすべての患者から書面による同意書への自発的な署名を得ることが推奨されている。同意書にはECTの手順，予想される効果やリスク，考えられる代替治療とその効果とリスク，主治医の名前が記載され，いかなるときでも患者は同意を撤回することができるということが明示されなければならないとされた。理解能力に欠き，同意能力がない患者には，各州の法律に応じて適切な司法機関からECT施行の承認を得る義務があるとされた。同意書の1例を付録3に示した。

今日に至るまで，ECTの施行には患者が自発的に署名した同意書が必要とされている。精神科の他の治療では，自発的に精神科へ入院したことや継続して精神療法に通院していることや処方薬物を内服していることをもって，患者が同意を示したとされている。治療によるリスクに関して書面での説明を求められてはいない。

ジョージタウン大学の職員が1979年に作成した，*ジョージタウンの信条*（*Gerogetown mantra*）として知られるものを，ECTの医学的倫理の体系として取り入れることができる[7]。倫理上の関係の基礎として以下の4つの原則が抽出されている。*善行*（*beneficence*：効果があるものをせよ），*無害*（*non-maleficence*：危害を加えるな），*自主*（*autonomy*：個人の希望を尊重せよ），*公平*（*justice*：年齢，性別，人種，宗教，財産に関わらず機会は均等にせよ）。

善行（beneficence）

前述したようにECTは特定の疾患の症状を寛解させるには効果的な治療法である。他の治療法が失敗した患者でも有効性が示されている。自殺企図，うつ病性昏迷，せん妄躁病，悪性カタトニアの患者にはECTは救命的効果があることをこの本にも書いた。興味深いことに，発作を誘発すると，脳の記憶保持に関与する部分である海馬で新しい脳細胞の成長が促進されることが，最近報告された神経細胞の成長促進である神経新生（neurogenesis）は動物実験及び人間でも示された[8]。

他の治療が失敗したときでさえ，ECTにより重症の精神疾患が寛解するという事実は，ECTの善行性を物語っている。

無害（nonmalefience）

ECT施行時の恐怖感は，他の侵襲的な医療行為の場合と同じく，麻酔や鎮静により緩和される。死亡率は低く副作用も少ないので，ECTの有害性は少ないと考えられる。半世紀以上の研究がなされたが，“脳への損傷（brain damage）”を示す所見はなく，ECTでは脳損傷が起こらないという考え方に変わってきている。脳損傷を心配してECTの施行をためらうことはない。

記憶障害により人格が永久に変化してしまうことが，ECTの副作用として最も恐れられている。現在のECTは，最小の電気量で，慎重に電極配置を選び，生理学的モニター装置を併用して行われるので，ECTコースが終わり何ヵ月も記憶障害を訴える患者が少数いるものの，記憶への影響は治療コースの期間に限局していることがほとんどである。結局，ECTの有効性はリスクを補って余りあるものである。

ECTの適切な施行は，無害の原則に抵触しない。

自主（autonomy）

ECTは，自分の受ける治療に関して判断能力があると思われる患者が，治療に同意する場合に施行される。判断能力がないと思われる患者にECTが不可欠な治療である場合は，州立裁判所の許可をもって社会的に承認されたとして施行される。ECTの効果とリスクについて患者への説明の仕方は施設によりさまざまであるが，原則は決められている。ECTの説明，教育にはさまざまな教材が利用されている。患者にECTの説明をする方法としては，治療を熟知したスタッフからの説明，パンフレット，DVD，ビデオ，治療コース中の患者と家族との話し合いがある。

ECTの適切な施行は，自主の原則に抵触しない。

公平（justice）

公平の原則は，*年齢，性別，人種，宗教，財産に関わらず誰*でもECTを受ける権利を均等に持つことである。残念なことに，現在の精神医療はこの基準を満たしてはいない。

個々の患者にECTの効果が見られるどうかを判断するためのトレーニングを受けた精神科医及び身体科医師は少ない。その結果，ECTを施行すると有効である可能性がある患者を見分けることが非常に難しくなっている。ECTを施行できるという国家認定資格がないために，効果的で安全な治療を施行する機会をみすみす取り逃がしている。精神障害の患者が治療される精神科病院でさえ，ECTの設備やECTを施行する熟練したスタッフの配置が義務付けられていない。このような事態は，貧困者，高齢者，小児の治療に対して責任のある公立病院で，特に顕著にみられている。

ECTを最後の手段とする考えが広まっているが，これは理にかなっていない。なぜなら，この考えでは，何週間も，何ヵ月も，何年も，患者は不適切な治療にさらされ続けることになるからである。大うつ病の治療アルゴリズムでは，最低限3種類の薬物を各々少なくとも6週間投与して効果がない患者にのみECTを考慮することが記されている[9]。メランコリア（内因性うつ病）にはつきものの自殺のリスクを考えると，4ヵ月以上の苦痛を続けさせることは理にかなっていない。

双極性障害と統合失調症の治療アルゴリズムでは，ECTは通常の治療選択肢として考慮されておらず，他のすべての治療が失敗した場合に考慮することが提案されている。

入院中のメランコリアやせん妄の患者，悪性カタトニアで発熱している患者，急性精神病の患者では，ECTを施行すれば確実に急速な寛解が期待できる。“最後の手段”ではなくて“早期の治療”が必要である。思春期，精神遅滞，妊娠中，高齢の患者へのECTの施行も不当に避けられており，患者は苦痛を続けさせられている。こういった患者へのECTの治療的有用性を示すエビデンスは無視できない。

ECTの現在の実践状況は公平の原則を満たしてはいない。

倫理原則間のバランス

医療では，効果を最大化しリスクを最少化しようとする。ECTの効果は明確であり，重症患者に回復の機会を提供できる。リスクはほとんどなく，記憶が一過性に障害されることさえも，ECTを受けるほとんどの患者にとっては，重症の精神障害を改善することに比べれば小さな代償である。

一般の人々及び医療関係者がECTの有効性を知らず，ECTのリスクに対して必要以上に恐れる理由から，ECT施行の決断を下せないことがときどき起こる。医療の最優先義務は生命を保つことなので，同意能力がない精神障害の患者を治療する際には“自主”の原則よりECTの施行を優先させる必要があるかもしれない。治療決定は患者と医師との問題である。私の考えでは，家族や裁判所とのやり取りは医師患者関係への不必要な侵害である。

米国ではより倫理的医療の深刻な問題が起こっている。医療保険を管理する役人による治療への口出しの増加である。ECTの治療の回数や頻度をガイドラインのみで画一的に設定してしまい，より多くのECTが必要な場合に医療保険の管理者にそれが不適切であるという口実を与えてしまっている。医師がどんなに頑張っても治療報酬が低いということならば，医師のやる気は失せていってしまう。ECTの施行に法律上の問題がある州では，ECTの有効性と安全性のエビデンスは増えているにもかかわらず，ECTの利用は減ってきている。

最近生じた精神科で使われる薬物の評価についての倫理的問題により，医師たちは混乱している。製薬会社が薬物の有効性と安全性の研究を計画し，データと分析結果を管理し，報告を作成し，従順な研究者を探し，彼らの名前で一流の医学雑誌に自らの商品の宣伝になるように掲載させるという一連の行為に，学会は振り回されている。思春期の患者で新世代の抗うつ薬を使うと自殺の危険が増加するという問題により，薬物の使用は製薬会社，学会の重鎮，政治指導者の影響を必要以上に受けやすいことが明らかにされた[10]。

今日のECTの実践状況において，善行，無害，自主については倫理的基準に合致しているが，公平については達成されていない。

Notes

1. Holmes 1915.
2. APA 2001 ; Abrams 2002 ; Shorter and Healy 2007.
3. Breggin 1979 ; Friedberg 1976 ; Sackeim 2000.
4. Shorter 1997 ; Ottosson and Fink 2004 ; Dukakis and Tye 2006 ; Shoter and Healy 2007.
5. Shorter 1997 ; Braslow 1998 ; Pressman 1998 ; El-Hai 2005 ; Scull 2005.
6. APA 1978.
7. Beauchamp and Childress 2001.の要旨を基にしてOttosson and Fink 2004の議論が行われた。
8. Bolwig and Madsen 2007 ; Manganas et al. 2007.
9. APA 1997, 1999, 2000, 2002, 2004.
10. Angell 2004 ; Healy 2004 ; Medawar and Hardon 2004.

付録 1　ECT が効果的であると考えられる診断

大うつ病性障害 Major depression

単一エピソード　Single episode[296.2x]*

反復性　Recurrent [296.3x] ＊

双極性大うつ病 Bipolar major depression

双極性Ⅰ型障害，最も新しいエピソードがうつ病

Bipolar I disorder, Most recent episode depressed [296.5x]*

双極性Ⅰ型障害，最も新しいエピソードが混合性

Bipolar I disorder, Most recent episode mixed [296.6x]*

双極性Ⅰ型障害，最も新しいエピソードが特定不能

Bipolar I disorder, Most recent episode unspecified [296.70]*

躁病（双極性障害）　Mania （bipolar disorder）

双極性Ⅰ型障害，最も新しいエピソードが躁病

Bipolar I disorder, Most recent episode manic [296.4x]*

双極性Ⅰ型障害，最も新しいエピソードが混合性

Bipolar I disorder, Most recent episode mixed [296.6x]*

双極性Ⅰ型障害，最も新しいエピソードが特定不能

Bipolar I disorder, Most recent episode unspecified [296.70]*

非定型精神病 atypical psychosis（特定不能の精神病性障害 Psychotic disorder not otherwise specified [298.90]）

統合失調症　Schizophrenia

緊張型　Catatonic type [295.2x]

統合失調症様障害　Schizophreniform [295.40]

失調感情障害　Shizoaffective disorder [295.70]

カタトニア　Catatonia

統合失調症，緊張型　Schizophrenia, catatonic type [295.2x]

一般身体疾患による緊張病性障害　Catatonic disorder due to medical condition [293.89]

悪性カタトニア　Malignant catatonia [293.89]

神経遮断薬悪性症候群　Neuroleptic malignant syndrome [333.92]

せん妄 Delirium

一般身体疾患によるせん妄　Delirium due to a general medical condition [293.0]

物質中毒せん妄　Delirium due to substance intoxication [物質を特定し，コード番号をつけよ]

*特に妄想を伴う場合に有効

付録 2　ECT が有効でないと考えられる診断

認知症及び健忘性障害	
Dementia and Amnestic disorders	[293.0, 290.xx, 294.xx]
物質関連障害	
Substance-related disorders	[303.xx, 291.x, 304.x, 292.x]
不安障害及び身体表現性障害	
Anxiety disorders and Somatoform disorders	[300.xx]
虚偽性障害	
Facitious disorders	[300.xx]
解離性障害	
Dissociative disorders	[300.1x, 300.6]
性機能不全	
Sexual dysfunctions	[302.xx, 625.8, 608.89, 607.84, 608.89, 625.8]
睡眠障害	
Sleep disorders	[307.xx, 780.xx]
衝動制御障害	
Impulse-control disorders	[312.3x]
適応障害	
Adjustment disorders	[309.xx]
パーソナリティ障害	
Personality disorders	[301.xx]

付録 3　ECT 同意書の例

電気けいれん療法の同意書

私（　　　担当医師名　　　）医師，そして（　　　他の担当医師名　　　）医師は,あなたの現在の精神症状への治療として電気けいれん療法を勧めます。この治療は 1938 年に開始され，何千人もの精神障害の患者に施行されてきたものです。現在では手技も進歩し，より良く精神障害を治療できるようになっています。

治療は，朝食前の朝に専用の治療室で施行されます。治療には，精神科医の他，麻酔担当医，看護師が立ち会います。

腕の静脈に注射針を留置し（血液検査で採血されたときと同様に），そこから麻酔担当医が麻酔薬を注射します。その後にうとうとし眠りに入ります。その後，筋肉を弛緩するための薬が注射されます。麻酔担当医がマスクを用いて純酸素を流し呼吸を補助します。

治療はあなたが眠っている間に終了します。脳を刺激するために頭皮上の電極を通して，ごく短時間電流を流します。その後に，長くても 2 分間の筋肉の収縮を伴うてんかん発作が起こります。筋肉は適切に弛緩されており，筋肉の収縮はほとんど起こりません。

治療は数分かかります。治療後には，リカバリー室へ移動します。そこで，深い眠りから目覚めます。たぶんあなたはふらふらして，運動後に起こるような筋肉痛や頭痛があるかもしれませんが,通常は 1 時間以内に自室へ帰れます。その後，朝食を取ってもらい看護師や付添がいる病棟で午前中過ごしてもらいます。

治療は 1 日おきに 12 回まで施行されます。患者さんの多くは，急速に改善し，12 回よりも少ない治療で済みます。12 回以上の治療が必要な場合もありますが，あなたと家族の承諾なしに施行されることはありません。

この治療にはリスクがあります。治療は，あなたを守るための特殊な装備や器具がある専用室で行われますが，目を覚ましたときにしばしば混乱して，自分がどこにいるのかがわからなくなることがあります。これにはびっくりするかもしれませんが，この混乱は数時間で治まります。最近の出来事の記憶（主に病気や治療の期間の記憶）を思い出せない可能性もあります。日付，友人の名前，世間の出来事，電話番号，住所を思い出すのが難しくなるかもしれません。多くの人々では，記憶障害は最後の治療から４週間以内に消退します。しかし稀に，数ヵ月や数年持続してしまう人もいます。治療による死亡する確率は非常に低く，自然分娩した妊婦が死亡する確率よりも低率です。同様にまれな合併症としては，骨折，歯の損傷，治療後の自発性発作があります。

治療コースが十分に完了するまで治療を続けることが勧められますが，あなたはこの治療をいつでも止めることができます。

私（　　　患者の名前　　　）はこの治療の説明書を読み，（　　　説明した医師の名前　　　）にその説明を受けました。

私は治療を受けることに同意し，（　　　治療担当医の名前　　　）医師が自分の治療担当医になることを認めます。

＿＿年＿＿月＿＿日　　　同意者の氏名＿＿＿＿＿＿＿＿＿＿＿＿

立会人の氏名＿＿＿＿＿＿＿＿＿＿＿＿　　　患者との関係＿＿＿＿＿＿＿＿

付録 4　薬品の名前と使用法

*日本では未認可

物質名	使用法
ゾルピデム	睡眠導入薬
エトミデート*	麻酔薬
アモバルビタール	麻酔薬/鎮静剤
ドロペリドール	麻酔薬
サクシニルコリン	筋弛緩薬
トリヘキシフェニジル	抗パーキンソン薬
ロラゼパム	鎮静剤
ジフェンヒドラミン	鎮静剤
メトヘキシタール*	麻酔薬
クロザピン	非定型抗精神病薬
ベンズトロピン	抗パーキンソン薬
ダントロレン	筋弛緩薬
バルプロ酸	抗けいれん薬
プロポフォール	麻酔薬
ベンラファキシン*	抗うつ薬
アミトリプチリン	抗うつ薬（三環系抗うつ薬）
イソフルラン	麻酔薬
ハロペリドール	抗精神病薬
フルロチル*	発作誘発薬
ケタミン	麻酔薬
クロナゼパム	鎮静薬
ラモトリジン	抗けいれん薬

リチウム	抗躁薬
エスゾピクロン*	睡眠導入薬
ペンチレンテトラゾール*	発作誘発薬
メプロバメート*	抗不安薬
モリンドン*	抗精神病薬
フェネルジン*	抗うつ薬（MAO 阻害薬）
チオチキセン	抗精神病薬
デシプラミン*	抗うつ薬（三環系抗うつ薬）
ノルトリプチリン	抗うつ薬（三環系抗うつ薬）
ブロモクリプチン	ドーパミン作用薬
パロキセチン	抗うつ薬（セロトニン再取り込み阻害薬）
チオペンタール	麻酔薬
フルフェナジン	抗精神病薬
フルオキセチン*	抗うつ薬（セロトニン再取り込み阻害薬）
リスペリドン	非定型抗精神病薬
グリコピロレート	抗コリン薬
エルドーパ	ドーパミン作用薬
ドキセピン*	抗うつ薬（三環系抗うつ薬）
カルバマゼピン	抗けいれん薬
イミプラミン	抗うつ薬（三環系抗うつ薬）
ペルフェナジン	抗精神病薬
レミフェンタニル	麻酔薬
ジアゼパム	鎮静薬
ミダゾラム	鎮静薬
ブプロピオン*	抗不安薬
アルプラゾラム	抗不安薬
セルトラリン	抗うつ薬（セロトニン再取り込み阻害薬）
オランザピン	非定型抗精神病薬

 JCOPY 88002-817

参考文献

Abrams R. Interview with Lothar Kalinowsky, M.D. *Convulsive Ther* 1988; 4:24–39.

Abrams R. (ed). ECT in the high risk patient. *Convulsive Ther* 1989; 5: 1–118.

Abrams R. The mortality rate with ECT. *Convulsive Ther* 1997; 13:125–7.

Abrams R. *Electroconvulsive Therapy*, 4th ed. New York: Oxford University Press, 2002.

Abrams R, Swartz C. *What You Need to Know About Electroconvulsive Therapy.* Information booklet. Lake Bluff, IL: Somatics Inc., 1991.

Abrams R, Taylor MA. Diencephalic stimulation and the effects of ECT in endogenous depression. *Br J Psychiatry* 1976; 129:482–5.

AETMIS. (Agence d'évaluation des technologies et des modes d'intervention en santé). The use of electroconvulsive therapy in Quebec. AETMIS 02-05RE. Montreal: AETMIS, 2002.

American Psychiatric Association. *Electroconvulsive Therapy*. Washington, DC: American Psychiatric Association, 1978.

American Psychiatric Association. *Diagnostic and Statistical Manual of Mental Disorders,* 3rd ed. Washington, DC: American Psychiatric Association, 1980.

American Psychiatric Association. *Electroconvulsive Therapy: Recommendations for Treatment, Training and Privileging.* Washington, DC: American Psychiatric Association, 1990.

American Psychiatric Association. Practice guidelines for the treatment of patients with schizophrenia. *Am J Psychiatry* 1997; 154 (Suppl): 1–63. Washington, DC: American Psychiatric Association; 2nd ed., *Am J Psychiatry* 2004; 161(2 Suppl): 1–56.

American Psychiatric Association. Practice guidelines for the treatment of patients with delirium. *Am J Psychiatry* 1999; 156(5 Suppl): 1–20.

American Psychiatric Association. Practice guidelines for the treatment of patients with depressive disorder (revision). *Am J Psychiatry* 2000; 157(4 Suppl): 1–45.

American Psychiatric Association. *Electroconvulsive Therapy: Recommendations for Treatment, Training and Privileging*. Washington, DC: American Psychiatric Association, 2001.

American Psychiatric Association. Practice guidelines for the treatment of patients with bipolar disorder (revision). *Am J Psychiatry* 2002; 159(4 Suppl): 1–50.

Andersen K, Balldin J, Gottfries CG, et al. A double-blind evaluation of electroconvulsive therapy in Parkinson's disease with "on-off" phenomena. *Acta Neurol Scand* 1987; 76:191–9.

Angell M. *The Truth About the Drug Companies*. New York: Random House, 2004.

Anschel D, Fink M. Use of pharmacologic coma for adult status epilepticus. *Epilepsy Behavior* 2005; 6:292.

A Practicing Psychiatrist. The experience of electro-convulsive therapy. *Br J Psychiatry* 1965; 111:365–7.

Avery D, Lubrano A. DeCarolis study reconsidered. *Am J Psychiatry* 1979; 136: 559–62.

Baran B, Bitter I, Ungvari GS, et al. The beginnings of modern psychiatric treatment in Europe: Lessons from an early account of convulsive therapy. *Eur Archiv Psychiatry Clin Neurosci* 2008; in press.

Beauchamp TL, Childress JF. *Principles of Biomedical Ethics*, 5th ed. New York: Oxford University Press, 2001.

Bergland R. *The Fabric of Mind*. Middlesex, UK: Viking Press, 1985.

Berson S, Yalow R. Radioimmunoassay of ACTH in plasma. *J Clin Invest* 1968; 47:2725–51.

Bini L. Experimental researches on epileptic attacks induced by the electric current. In: Katzenelbogen S, Santee F (eds), *The Treatment of Schizophrenia. Insulin Shock, Cardiozol, Sleep Treatment. Am J Psychiatry* 1938; 94 (Suppl): 1–354.

Bini L. Professor Bini's notes on the first electro-shock experiment. *Convulsive Ther* 1995; 11:260–1.

Black DW, Wilcox JA, Stewart M. The use of ECT in children: Case report. *J Clin Psychiatry* 1985; 46:98–9.

Bolwig TG, Madsen TM. Electroconvulsive therapy in melancholia: The role of hippocampal neurogenesis. *Acta Psychiatr Scand Suppl* 2007; 430:130–5.

Bond TC. Recognition of acute delirious mania. *Arch Gen Psychiatry* 1980; 37: 553–4.

Bourne H. Insulin myth. *Lancet* 1953; 2:964–8.

Bradley P, Fink M. (eds). *Anticholinergic Drugs and Brain Functions in Animals and Man. Progress in Brain Res.* 1968; 28:184 pp, Elsevier.

Braga RJ, Petrides G. The combined use of electroconvulsive therapy and antipsychotics in patients with schizophrenia. *J ECT* 2005; 21:75–83.

Braslow J. *Mental Illness and Bodily Cures*. Berkeley CA: University California Press, 1998.

Breggin PR. *Electro-Shock. Its Brain-Disabling Effects*. New York: Springer Publishing Co.,1979.

Bright-Long L, Fink M. Reversible dementia and affective disorder: The Rip van Winkle syndrome. *Convulsive Ther* 1993; 9:209–16.

Caroff SN, Mann SC, Francis A, Fricchione GL (eds): *Catatonia: From Psychopathology to Neurobiology*. Washington, DC: APA Press, 2004.

Carpenter E. *Drama of Love and Death*. New York: Mitchell Kennerley, 1912 (Chapter 8).

Carr V, Dorrington C, Schrader G, Wale J. The use of ECT for mania in childhood bipolar disorder. *Br J Psychiatry* 1983; 143:411–15.

Carrascal Y, Casquero E, Gualis J, et al. Cognitive decline after cardiac surgery: Proposal for easy measurement with a new test. *Interact Cardiovasc Thorac Surg* 2005; 4:216–21.

Carroll BJ, Feinberg M, Greden JF, et al. A specific laboratory test for the diagnosis of melancholia. *Arch Gen Psychiatry* 1981; 38:15–22.

Cerletti U. Old and new information about electroshock. *Am J Psychiatry* 1950; 107:87–94.

Cerletti U. Electroshock therapy. In: Marti-Ibanez F, Sackler RR, Sackler Am, Sackler MD (eds): *The Great Physiodynamic Therapies in Psychiatry: An Historical Reappraisal*. New York: Hoeber-Harper, 1956; 91–120.

Chongcheng X, Huansen X, Qingchi R, et al. Electric acupuncture convulsive therapy. *Convulsive Ther* 1985; 1:243–51.

Christison GW, Kirch DG, Wyatt RJ. When symptoms persist: Choosing among alternative treatments for schizophrenia. *Schizophrenia Bull* 1991; 17: 217–45.

Chung A, Varghese J. Treatment of catatonia with electroconvulsive therapy in an 11-year-old girl. *Australian New Zealand Jrl Psychiatry* 2008; 42:251–253.

Cizadlo BC, Wheaton A. ECT treatment of a young girl with catatonia: A case study. *J Am Acad Child Adolesc Psychiatry* 1995; 34:332–5.

Clardy ER, Rumpf EM. The effect of electric shock on children having schizophrenic manifestations. *Psychiatr Q* 1954; 28:616–23.

Coffey CE, Weiner RD, Djang WT, et al. Brain anatomic effects of electroconvulsive therapy: A prospective magnetic resonance imaging study. *Arch Gen Psychiatry* 1991; 48:1013–21.

Cohen D, Cottias C, Basquin M. Cotard's syndrome in a 15-year-old girl. *Acta Psychiatr Scand* 1997; 95:164–5.

Consensus Conference. Electroconvulsive therapy. *JAMA* 1985; 254:103–8.

Cooper SJ, Scott AIF, Whalley LJ. A neuroendocrine view of ECT. *Br J Psychiatry* 1990; 157:740–3.

Dar MI, Manan AU, Rasheed B, et al. Outcome of patients after coronary artery bypass grafting in cardiogenic shock. *Ann Thorac Cardiovasc Surg* 2007; 13:247–50.

Dartmouth Hitchcock Department of Psychiatry. *Electroconvulsive Therapy*. DVD, VHS, 2002. (Distributed by MECTA Corp, Tualatin OR.)

Dattner B. *The Management of Neurosyphilis*. New York: Grune & Stratton, 1944.

Dhossche DM, Wing L, Ohta M, Neumärker K-J. Eds. *Catatonia in autism spectrum disorders. Int Rev Neurobiol* 2006; 72:1–314.

Dingxiong H, Zhuosun L. Electroconvulsive therapy and electroacupuncture convulsive therapy in China. *Convulsive Ther* 1985; 1:234–41.

Donahue A. Electroconvulsive therapy and memory loss: A personal journey. *J ECT* 2000; 16:133–43.

Doroshow DB. Performing a cure for schizophrenia: Insulin coma therapy on the wards. *J History Med* 2007; 62:213–43.

Duffy JD. General paralysis of the insane: Neuropsychiatry's first challenge. *J Neuropsychiatry* 1995; 7:243–9.

Dukakis K, Tye L. *Shock: The Healing Power of Electroconvulsive Therapy*. New York: Penguin Group, 2006.

Duke P. *A Brilliant Madness*. New York: Bantam Books, 1992.

El-Hai J. *The Lobotomist*. New York: John Wiley & Sons, 2005.

Endler N. *Holiday of Darkness. A Psychologist's Personal Journey Out of His Depression*. New York: John Wiley & Sons, 1982. (Reprinted in paperback by Wall & Thompson, Toronto, 1990.)

Eranti S, Mogg A, Pluck G, et al. A randomized controlled trial with 6-month follow-up of repetitive transcranial magnetic stimulation and electroconvulsive therapy for severe depression. *Am J Psychiatry* 2007; 164:73–81.

Faber R, Trimble MR. Electroconvulsive therapy in Parkinson's disease and other movement disorders. *Movement Disord* 1991; 6:293–303.

Finger S. Benjamin Franklin and the neurosciences. *Functional Neurol* 2006; 21:67–75.

Finger S, Zaromb F. Benjamin Franklin and shock-induced amnesia. *Am Psychologist* 2006; 61:240–8.

Fink M. Effects of anticholinergic compounds on post-convulsive EEG and behavior of psychiatric patients. *EEG Clin Neurophysiol* 1960; 12:359–69.

Fink M. *Convulsive Therapy: Theory and Practice*. New York: Raven Press, 1979.

Fink M. *Informed ECT for Patients and Families*. Informational videotape. Lake Bluff, IL: Somatics Inc., 1986.

Fink M. Impact of the anti-psychiatry movement on the revival of ECT in the U.S. *Psychiatr Clin North Am* 1991; 14:793–801.

Fink M. Convulsive therapy in delusional disorders. *Psychiatr Clin North Am* 1995; 18:393–406.

Fink M. Toxic serotonin syndrome or neuroleptic malignant syndrome? Case report. *Pharmacopsychiatry* 1996; 29:159–61.

Fink M. *Electroshock: Restoring the Mind.* New York: Oxford University Press, 1999a.

Fink M. Delirious mania. *Bipolar Disord* 1999b; 1:54–60.

Fink M. Electroshock revisited. *Am Scientist* 2000a; 88:162–7.

Fink M. ECT in the management of delirium, NMS, and catatonia. *Essential Psychopharmacol* 2000b; 3:1–16.

Fink M. *A Beautiful Mind* and insulin coma: Social constraints on psychiatric diagnosis and treatment. *Harvard Rev Psychiatry* 2003; 11:284–90.

Fink M. Non-convulsive status epilepticus and electroconvulsive therapy. *J ECT* 2004; 20:131–2.

Fink M. Should the dexamethasone suppression test be resurrected? *Acta Psychiatr Scand* 2005; 112:245–9.

Fink M. Complaints of the loss of personal memories after electroconvulsive therapy: Evidence of a somatoform disorder? *Psychosomatics* 2007; 48:290–3.

Fink M, Abrams R, Bailine S, Jaffe R. Ambulatory Electroconvulsive Therapy. Task Force Report #1 of the Association for Convulsive Therapy. *Convulsive Ther* 1996; 12: 42–55.

Fink M, Coffey CE. Electroconvulsive therapy in pediatric neuropsychiatry. In: Coffey CE,Brumback RA (eds): *Textbook of Pediatric Neuropsychiatry.* Washington DC: American Psychiatric Press, 1998; 54:71–95.

Fink M, Papakostas Y, Lee J et al. Clinical trials with des-Tyr-gamma-Endorphin (GK-78). In: C. Perris, G. Struwe, B Jansson (Eds): *Biological Psychiatry 1981*. Amsterdam, Elsevier, 398–401.

Fink M, Sackeim HA. ECT for schizophrenia? *Schizophrenia Bull* 1996; 22:27–39.

Fink M, Shaw R, Gross G, Coleman FS. Comparative study of chlorpromazine and insulin coma in the therapy of psychosis. *JAMA* 1958; 166:1846–50.

Fink M, Taylor MA. *Catatonia: A Clinician's Guide to Diagnosis and Treatment.* Cambridge UK: Cambridge University Press, 2003.

Fink M, Taylor MA. Electroconvulsive therapy: Evidence and challenges. *JAMA* 2007; 298:330–2.

Fink M, Taylor MA. The medical evidence–based model to identify psychiatric syndromes: Return to a classical paradigm. *Acta Psychiatr Scand*. 2008; 87:81–4.

Fink M, Taylor MA, Ghaziuddin N. Catatonia in autistic spectrum disorders: A medical treatment algorithm. In: Dhosshe D, Wing L, Ohta M, Neumärker K-J (eds): *Catatonia in Autism Spectrum Disorders*. Amsterdam: Elsevier/Academic Press, 2006. *Int Rev Neurobiology* 2006; 72:233–44.

Freeman CP. *The ECT Handbook*. London: Royal College of Psychiatrists, 1995.

Fricchione GL, Kaufman LD, Gruber BL, Fink M. Electroconvulsive therapy and cyclophosphamide in combination for severe neuropsychiatric lupus with catatonia. *Am J Med* 1990; 88:443–4.

Friedberg J. *Shock Treatment Is Not Good for Your Brain*. San Francisco: Glide Publications, 1976.

Fuller T. *Gnomologia* Whitefish MT: Kessinger Publishing Co., 2003. (Originally published in 1732.)

George MS, Belmaker RH (eds). *Transcranial Magnetic Stimulation in Neuropsychiatry.* Washington, DC: APPI Press, 2000.

Ghaziuddin N, DeQuardo JR, Ghaziuddin M, King CA. Electroconvulsive treatment of a bipolar adolescent post-craniotomy for brain cell astrocytoma. *J Child Adolesc Psychopharmacol* 1999; 9:63–9.

Ghaziuddin N, Kutcher SP, Knapp P, et al. Practice parameters for use of electroconvulsive therapy with adolescents. *J Am Acad Child Adolesc Psychiatry* 2004; 43(12):1521–39.

Glassman A, Kantor SJ, Shostak M. Depression, delusions and drug response. *Am J Psychiatry* 1975; 132:716–719.

Goldberg JF, Perlis RH, Ghaemi SN, et al. Adjunctive antidepressant use and symptomatic recovery among bipolar depressed patients with concomitant manic symptoms: Findings from the STEP-BD. *Am J Psychiatry* 2007; 164:1348–55.

Goodwin FK, Jamison KR. *Manic-Depressive Illness.* New York: Oxford University Press, 1990; 2nd ed., 2007.

Grassley CL, Baucus M. Review of the FDA's approval process for the vagus nerve stimulation therapy system for treatment-resistant depression. *U.S. Senate S-Pet 109-45,* 2005.

Greenberg LB, Anand A., Roque CT, Grinberg Y. Electroconvulsive therapy and cerebral venous angioma. *Convulsive Ther* 1986; 2:197–202.

Greenberg LB, Fink M. Electroconvulsive therapy in the elderly. *Psychiatric Ann* 1990; 20:99–101.

Greenberg LB, Gage J, Vikun S, Fink M. Isoflurane anesthesia therapy: A replacement for ECT in depressive disorders? *Convulsive Ther* 1987; 3:269–77.

Greenberg LB, Gujavarty K. The neuroleptic malignant syndrome: Review and report of three cases. *Comprehens Psychiatry* 1985; 26:63–70.

Greenberg LB, Mofson R, Fink M. Prospective electroconvulsive therapy in a delusional depressed patient with a frontal meningioma. *Br J Psychiatry* 1988; 153:105–7.

Griesemer DA, Kellner CH, Beale MD, Smith GM. Electroconvulsive therapy for treatment of intractable seizures. Initial findings in two children. *Neurology* 1997; 49:1389–92.

Grob G. *The Mad Among Us*. New York: Free Press, 1994.

Gujavarty K, Greenberg LB, Fink M. Electroconvulsive therapy and neuroleptic medication in the treatment of therapy resistant positive-symptom psychosis. *Convulsive Ther* 1987; 3:111–20.

Gurevitz S, Helme WH. Effects of electroconvulsive therapy on personality and intellectual functioning of the schizophrenic child. *J Nerv Ment Dis* 1954; 120:213–26.

Guttmacher LB, Cretella H. Electroconvulsive therapy in one child and three adolescents. *J Clin Psychiatry* 1988; 49:20–3.

Hales RE. *What Your Patients Need to Know About Psychiatric Medications*. Washington, DC: American Psychiatric Publishing Co., 2005.

Healy D. *Let Them Eat Prozac*. New York: New York University Press, 2004.

Healy D. *Mania, A Short History of Bipolar Disorder*. Baltimore: The Johns Hopkins Press, 2008.

Hermesh H, Aizenberg D, Weizman A, et al. Risk for definite neuroleptic malignant syndrome: A prospective study in 223 consecutive in-patients. *Br J Psychiatry* 1992; 161:254–7.

Hillside Hospital Nursing Department. *Electroconvulsive Therapy*: An Education Program. DVD, VHS. Glen Oaks, NY: North Shore-LIJ Health System, 1999.

Hippocrates. *On the Sacred Diseases*, trans. Francis Adams, *Encyclopedia Britannica;* quotation from Smith CM: *The Brain*. New York: GP Putnam & Sons, 1970.

Hippocrates. *Precepts*, Chapter 1. From Bartlett J: *Familiar Quotations*. Boston: Little, Brown, 1947.

Hoch A. *Benign Stupors*. New York: Macmillan Co.,1921.

Holmberg G. The influence of oxygen administration on electrically induced convulsions in man. *Acta Psychiatr Neurol* 1953; 28:365–86.

Holmes OW. Ideals and doubts. *Illinois Law Rev,* vol 10, 1915.

Jessner L, Ryan VG. *Shock Treatment in Psychiatry: A Manual*. New York: Grune & Stratton, 1941.

Kahlbaum KL. *Catatonia*. Baltimore: Johns Hopkins University Press, 1973.

Kane JM. Tardive dyskinesia rates with atypical antipsychotics in adults: Prevalence and incidence. *J Clin Psychiatry* 2004; 65(Suppl 9):16–20.

Kane JM, Woerner M, Lieberman J. Tardive dyskinesia: Prevalence, incidence and risk factors. *J Clin Psychopharmacol* 1988; 8(Suppl 4):52S–56S.

Katzenelbogen S, Santee F. *The Treatment of Schizophrenia: Insulin Shock. Cardiozol. Sleep Treatment. Am J. Psychiatry* 1938; 94(Suppl):1–354. Washington, DC: American Psychiatric Association.

Kaufman L. Parents defend school's use of shock therapy. *New York Times*, December 25, 2007, p. 1.

Kellner CH, Fink M, Knapp R, et al. Relief of expressed suicidal intent by ECT: A Consortium for Research in ECT Study. *Am J Psychiatry* 2005; 162:977–82.

Kellner CH, Knapp RG, Petrides G, et al. Continuation ECT versus pharmacotherapy for relapse prevention in major depression: A multi-site study from CORE. *Arch Gen Psychiatry* 2006; 63:1337–44.

Kiloh LG. Pseudo-dementia. *Acta Psychiatr Scand* 1961; 37:336–51.
King BH, Liston EH. Proposals for the mechanism of action of convulsive therapy: A synthesis. *Biol Psychiatry* 1990; 27:76–94.
Klaesi J. Über die therapeutische Anwendung der "Dauernarkose" mittels Somnifen bei Schizophrenen. *Z Psychiat Neurol* 1922; 74:557–67.
Kopell BH, Greenberg BD. Anatomy and physiology of the basal ganglia: Implications for DBS in psychiatry. *Neurosci Biobehav Rev* 2008; 32:408–22.
Kroessler D. Relative efficacy rates for therapies of delusional depression. *Convulsive Ther* 1985; 1:173–82.
LaGrone D. ECT in secondary mania, pregnancy, and sickle cell anemia. *Convulsive Ther* 1990; 6:176–80.
Langer G, Karazman R, Neumark J, et al. Isoflurane narcotherapy in depressive patients refractory to conventional antidepressant drug treatment. A double-blind comparison with electroconvulsive treatment. *Neuropsychobiology* 1995; 31:182–94.
Langer G, Neumark J, Koinig G, et al. Rapid psychotherapeutic effects of anesthesia with isoflurane (ES narcotherapy) in treatment-refractory depressed patients. *Neuropsychobiology* 1985; 14:118–20.
Lebensohn ZM, Jenkins RB. Improvement of parkinsonism in depressed patients treated with ECT. *Am J Psychiatry* 1975; 132:283–5.
Lieberman JA, Stroup TS, McEvoy JP, et al. Effectiveness of antipsychotic drugs in patients with chronic schizophrenia. *N Engl J Med* 2005; 353: 1209–23.
Lisanby SH (ed). *Brain Stimulation in Psychiatric Treatment*. Washington, DC: American Psychiatric Publishing Co., 2004.
Lyketsos CG, Toone L, Tschanz J, et al. A population-based study of the association between coronary artery bypass graft surgery (CABG) and cognitive decline. *Int J Geriatr Psychiatry* 2006; 21:509–18.
Malur C, Fink M, Francis A. Can delirium relieve psychosis? *Comprehensive Psychiatry* 2000; 41:450–3.
Manganas LN, Zhang Z, Li Y, et al. Magnetic resonance spectroscopy identifies neural progenitor cells in the human brain. *Science* 2007; 318:980–5.
Mann SC, Caroff SN, Keck PE, Lazarus A (eds). *Neuroleptic Malignant Syndrome and Related Conditions*. Washington, DC: American Psychiatric Association Press, 2003.
Manning M. *Undercurrents: A Therapist's Reckoning with Depression*. New York: Harper Collins, 1994.
McCall WV, Reboussin DM, Weiner RD, et al. Titrated moderately suprathreshold vs. fixed high-dose right unilateral electroconvulsive therapy: Acute antidepressant and cognitive effects. *Arch Gen Psychiatry* 2000; 57:438–44.
Medawar C, Hardon A. *Medicine Out of Control?* Netherlands: Aksant, 2004.

Meduna L. Versuche über die biologische Beeinflussung des Ablaufes der Schizophrenie: Camphor und Cardiozolkrampfe. *Z ges Neurol Psychiatr* 1935; 152:235–62.

Meduna L. *Die Konvulsionstherapie der Schizophrenie*. Halle Germany: Karl Marhold, 1937.

Meduna L. *Oneirophrenia*. Urbana: University of Illinois Press, 1950.

Meduna L. Autobiography. *Convulsive Ther* 1985; 1:43–57, 121–38.

Moise FN, Petrides G. Case study: Electroconvulsive therapy in adolescents. *J Am Acad Child Adolesc Psychiatry* 1996; 35:312–18.

Mukherjee S, Sackeim HA, Schnur DB. Electroconvulsive therapy of acute manic episodes: A review of 50 years' experience. *Am J Psychiatry* 1994; 151:169–76.

Mulsant BH, Haskett RF, Prudic J, et al. Low use of neuroleptic drugs in the treatment of psychotic major depression. *Am J Psychiatry* 1997; 154:559–61.

Munk-Olsen T, Laursen TM, Videbech P, et al. All-cause mortality among recipients of electroconvulsive therapy. *Br J Psychiatry* 2007; 190:435–9.

Nahas Z, Marangell LB, Husain MM, et al. Two-year outcome of vagus nerve stimulation (VNS) for treatment of major depressive disorder. *J Clin Psychiatry* 2005; 66:1097–1104.

Nasar S. *A Beautiful Mind*. New York: Simon & Schuster, 1998.

Nemeroff CB, Bissette G, Akil H, Fink M. Neuropeptide concentrations in the cerebrospinal fluid of depressed patients treated with electroconvulsive therapy. Corticotrophin- releasing factor, beta-endorphin and somatostatin. *Br J Psychiatry* 1991; 158:59–63.

Nemeroff CB, Loosen PT. *Handbook of Clinical Psychoneuroendocrinology*. New York: Guilford Press,1987.

Nemeroff CB, Mayberg HS, Krahl SE, et al. VNS therapy in treatment-resistant depression: Clinical evidence and putative mechanisms. *Neuropsychopharmacology* 2006; 7:1345–55.

NICE (National Institute for Clinical Excellence). *Guidance on the Use of Electroconvulsive Therapy*. London: NICE, 2003.

Nobuhara K, Okugawa G, Minami T, et al. Effects of electroconvulsive therapy on frontal white matter in late-life depression: A diffusion tensor imaging study. *Neuropsychobiology* 2004; 50:48–53.

Nutt DJ. Not only but also? *Neuropsychopharmacology* 1990; 3:93–5.

O'Connor MK, Knapp R, Husain M, et al. The influence of age on the response of patients with major depression to electroconvulsive therapy. *Am J Geriatr Psychiatry* 2001; 9:382–90.

O'Malley S. *Are You There Alone?* New York: Simon & Schuster, 2004.

O'Reardon JP, Solvason HB, Janicak PG, et al. Efficacy and safety of transcranial magnetic stimulation in the acute treatment of major depression: A multisite randomized controlled trial. *Biol Psychiatry* 2007; 62:1208–16.

Osborne B. *Shock* (DVD). Dallas, TX: AMS Production Corp., 2006.
Ottosson J-O, Fink M. *Ethics in Electroconvulsive Therapy*. New York: Brunner-Routledge, 2004.
Palmer RL. *Electroconvulsive Therapy: An Appraisal*. New York: Oxford University Press, 1981.
Parent A. Giovanni Aldini: From animal electricity to human brain stimulation. *Can J Neurol Sci* 2004; 31:576–84.
Parker G, Hadzi-Pavlovic D, *Melancholia. A Disorder of Movement and Mood*. Cambridge UK: Cambridge University Press, 1996.
Parry BL. The tragedy of legal impediments involved in obtaining ECT for patients unable to give informed consent. *Am J Psychiatry* 1981; 138:1128–9.
Perkins R. Choosing ECT. In: Read J, Reynolds J(eds): *Speaking Our Minds*. London: Palgrave,1996.
Petrides G, Fink M. Atrial fibrillation, anticoagulation, and electroconvulsive therapy. *Convulsive Ther* 1996a; 12:91–8.
Petrides G, Fink M. The "half-age" stimulation strategy for ECT dosing. *Convulsive Ther* 1996b; 12:138–46.
Petrides G, Fink M, Husain MM, et al. ECT remission rates in psychotic versus non-psychotic depressed patients: A report from CORE. *J ECT* 2001; 17:244–53.
Post R. ECT: The anticonvulsant connection. *Neuropsychopharmacology* 1990; 3:89–92.
Powell JC, Silviera WR, Lindsay R. Pre-pubertal depressive stupor: A case report. *Br J Psychiatry* 1988; 153:689–92.
Pressman JD. *Last Resort*. Cambridge UK: Cambridge University Press, 1998.
Protheroe C: Puerperal psychoses: A long term study 1927–1961. *Br J Psychiatry* 1969; 115:9–30.
Prudic J, Sackeim HA. Electroconvulsive therapy and suicide risk. *J Clin Psychiatry* 1999; 60(Suppl 2):104–10.
Prudic J, Sackeim HA, Devanand D, et al. Medication resistance and clinical response to electroconvulsive therapy. *Psychiatry Res* 1990; 31:287–96.
Rasmussen KG, Mueller M, Kellner CH, et al. Patterns of psychotropic medication use among severely depressed patients referred for electroconvulsive therapy. *J ECT* 2006; 22:116–23.
Rasmussen KG, Mueller M, Knapp RG, et al. Antidepressant treatment failure does not predict lower remission rates with ECT for major depressive disorder. *J Clin Psychiatry* 2007; 68:1701–6.
Rey JM, Walter G. Half a century of ECT use in young people. *Am J Psychiatry* 1997; 154:595–602.
Reynolds DV, Sjoberg AE. *Neuroelectric Research*. Springfield, IL: Charles C Thomas, 1971.

Rich CL. Recovery from depression after one ECT. *Am J Psychiatry* 1984; 141:1010–1.

Robins E, Guze SB. Classification of affective disorders; the primary-secondary, the endogenous-reactive, and the neurotic-psychotic concepts. In: Williams TA, Katz MM, Shield JA (eds): *Recent Advances in Psychobiology of the Affective Illnesses*. Washington, DC: U.S. Government Printing Office, 1972.

Rosenberg LE. Brainsick: A physician's journey to the brink. *Cerebrum* 2002; 4:2–10.

Roueché B. As empty as Eve. *The New Yorker*, September 9, 1974, pp. 84–100.

Royal College of Psychiatrists. *The Official Video Teaching Pack*. London: Royal College of Psychiatrists, 1994.

Roy-Byrne P, Gerner RH. Legal restrictions on the use of ECT in California: Clinical impact on the incompetent patient. *J Clin Psychiatry* 1981; 42:300–3.

Rush AJ, Sackeim HA, Marangell LB, et al. Effects of 12 months of vagus nerve stimulation in treatment-resistant depression: A naturalistic study. *Biol Psychiatry* 2005; 58:355–63.

Rush AJ, Trivedi MH, Wisniewski SR, et al. Acute and long-term outcomes in depressed outpatients requiring one or several treatment steps: A STAR*D report. *Am J Psychiatry* 2006a; 163:1905–17.

Rush AJ, Trivedi MH, Wisniewski SR, et al. Bupropion-SR, sertraline, or venlafaxine-XR after failure of SSRIs for depression. *N Engl J Med* 2006b; 354:1231–42.

Sackeim HA (ed). Mechanisms of action. *Convulsive Ther* 1989; 5:207–304.

Sackeim HA. Are ECT devices underpowered? *Convulsive Ther* 1991; 7:233–6.

Sackeim HA. Memory and ECT: From polarization to reconciliation. *J ECT* 2000; 16:87–96.

Sackeim HA, Devenand D. Why we do not know how convulsive therapy works. *Neuropsychopharmacology* 1990; 3:83–7.

Sackeim HA, Haskett RF, Mulsant BH, et al. Continuation pharmacotherapy in the prevention of relapse following electroconvulsive therapy: A randomized controlled trial. *JAMA* 2001; 285:1299–1307.

Sackeim HA, Prudic J, Devanand DP, et al. The impact of medication resistance and continuation pharmacotherapy on relapse following response to electroconvulsive therapy in major depression. *J Clin Psychopharmacol* 1990; 10:96–104.

Sakel M. *The Pharmacological Shock Treatment of Schizophrenia*, trans. J. Wortis. New York: Nervous and Mental Disease Publishing Co., 1938.

Santayana G. *The Life of Reason*. New York: Scribner, 1954.

Sargent M. *Depressive Disorders: Treatments Bring New Hope*. US DHEW 86-1491. Rockville, MD: National Institute of Mental Health,1986.

Scalia J, Lisanby SH, Dwork AJ, et al. Neuropathologic examination after 91 ECT in a 92-year-old woman with late-onset depression. *J ECT* 2007; 23:96–8.

Schneekloth TD, Rummans TA, Logan KM. Electroconvulsive therapy in adolescents. *Convulsive Ther* 1993; 9:158–66.
Science News. The undisclosed background of a paper on depression treatment. *Science* 2006; 313:598.
Scull A. *Madhouse: The Tragic Tale of Megalomania and Modern Medicine*. New Haven, CT: Yale University Press, 2005.
Shakespeare W. *The Tragedy of Hamlet, Prince of Denmark*. (Act 1, Scene 5). New York: Charles Scribner's Sons, 1938.
Shorter E. *A History of Psychiatry*. New York: John Wiley & Sons 1997.
Shorter E, Healy D. *Shock Therapy: A History of Electroconvulsive Treatment in Mental Illness*. New Brunswick, NJ: Rutgers University Press, 2007.
Srinivasan AK, Oo AY, Grayson AD, et al. Mid-term survival after cardiac surgery in elderly patients: Analysis of predictors for increased mortality. *Interact Cardiovasc Thorac Surg* 2004; 3:289–93.
Straus E. *Roslyn Yalow: Nobel Laureate*. New York: Plenum Press, 1998.
Styron, W. *Darkness Visible: A Memory of Madness*. New York: Random House, 1990.
Swartz CM, Shorter E. *Psychotic Depression*. Cambridge UK: Cambridge University Press, 2007.
Taylor MA, Fink M. *Melancholia: The Diagnosis, Pathophysiology and Treatment of Depressive Illness*. Cambridge UK: Cambridge University Press, 2006.
Taylor MA, Fink M. Restoring melancholia in the classification of mood disorders. *J Affect Disord* 2008; 105:1–14.
Terry GC. *Fever and Psychoses*. New York: Paul B. Hoeber, 1939.
Thuppal M, Fink M. Electroconvulsive therapy and mental retardation. *J ECT* 1999; 15:140–9.
Trimble M. Serum prolactin in epilepsy and hysteria. *BMJ* 1978; 2:1682.
Trivedi H, Mendelowitz A, Fink M. A Gilles de la Tourette form of catatonia: Response to ECT. *J ECT* 2003; 19:115–17.
Ulett GA, Gleser G, Caldwell BW, Smith K. The use of matched groups in the evaluation of convulsive and subconvulsive photoshock. *Bull Menninger Clin* 1954; 18:138–46.
Usdin E, Hamburg DA, Barchas JD (eds): *Neuroregulators and Psychiatric Disorders*. New York: Oxford University Press, 1977.
Valenstein ES. *Great and Desperate Cures*. New York: Basic Books, 1986.
Wachtel LE, Kahng SW, Dhossche D, et al. Electroconvulsive therapy for severe catatonic deterioration in an autistic girl with mental retardation. *Am J Psychiatry* 2008; 165:329–33.
Wagner-Jauregg J: Über die Einwirkung der Malaria auf die Progressive Paralyse. *Psychiatr-Neurol. Wchnschr* 1918; 20:132–51.
Walter G, Rey JM. An epidemiological study of the use of ECT in adolescents. *J Am Acad Child Adolesc Psychiatry* 1997; 36:809–15.

Walter WG. *The Curve of the Snowflake*. New York: W.W. Norton, 1956.
Weigert E. Psychoanalytic notes on sleep and convulsion treatment in functional psychoses. *Psychiatry* 1940; 3:189–209.
Westenberg HGM, Hijman R, Wiegant VM et al. Pharmacokinetics of DGAVP (GK 5667) in plasma following intranasal and oral administration to healthy subjects. *Peptides* 1994; 15:1101–1104.
Wolkowitz OM, Rothschild AJ. *Psychoneuroendocrinology: The Scientific Basis of Clinical Practice*. Wshington, DC: APPI Press, 2003.
Wordsworth W. My Heart Leaps Up When I Behold. In: Palgrave FT (Ed): *The golden treasury of the best songs and lyrical poems in the English language*. London: Macmillan, 1875.
Wyatt RJ. Neuroleptics and the natural course of schizophrenia. *Schizophrenia Bull* 1991; 17:325–51.
Wyden P. *Conquering Schizophrenia*. New York: Alfred A. Knopf, 1998.
Zervas IM, Fink M. ECT for refractory Parkinson's disease. *Convulsive Ther* 1991; 7:222–3.

あとがき

この本は，1999年7月にElectroshock：Restoring The Mind（電気ショック療法：精神の回復）というタイトルで出版された本の第2版である。この本の原書の出版は2008年12月であり，約10年後の改訂である。初版にあったECTの歴史，論争，現況の章を大幅に減らし，小児患者へのECT，ECT以外の脳刺激治療，ECTの倫理の章を追加して，総ページ数はほとんど同じになっている。この改訂は，ECTをめぐる状況の変化をそのまま反映している。その変化は，“ECTの正当性をあえて主張する必要性がなくなったこと”である。この変化は，日本ではさらに顕著だった。当時，ES，無けいれんECT，修正型ECTと呼ばれ，最後の手段として稀にしか行われなかったECTが，2000年にマスクまたは気管内挿管による閉鎖循環式全身麻酔を行った場合のECTの保険点数の算定開始，2002年に安全性を考慮したパルス波装置の認可，米国精神医学会タスクフォースレポートECT実践ガイドの翻訳出版，2006年には，過去に閉鎖病棟入院中の患者に対するECTを禁止する決議が採択された日本精神神経学会にて“電気けいれん療法の再評価”のシンポジウムの開催，2008年の第1回首都圏ECTネットワークの開催を代表とする各地でのECTネットワークの立ち上げを通して，精神科の治療として一般的になったエポックメーキングな10年だった。ただし，ECTの必要性が明らかになるにつれて，ECTを施行できる場所，麻酔科医，ECT精神科医の不足が今後の問題点として露呈した。

著者のMax Fink医師は，ECTの分野において知る人ぞ知る存在である。1952年からのECT転帰の予測因子，作用機序の仮説，効果的な治療を施行する方法など幅広い研究実績と幅広い臨床経験がある。1974年に“Psychobiology of Convulsive Therapy（けいれん療法の精神生物学）”を，1979年に“Convulsive Therapy：Theory and Practice（電気けいれん療法，清水信訳，星和書店）”を出版し，1985年には医学雑誌“Convulsive Therapy（現在は，

Journal of ECT，米国けいれん療法学会の機関誌（1987年より））”を創刊した。今回の本は，Fink医師のECTに対する考えが良く反映されており，それでいて難解すぎず，ECTの案内書としては最適である。より深く彼の考えを深めたい方々には，以下の本が参考になると思う。

躁うつ病，特にメランコリー型うつ病（内因性うつ病）については，
Michael Alan Taylor , Max Fink ： Melancholia ： The Diagnosis, Pathophysiology and Treatment of Depressive Illness, Cambridge University Press, 2006.

運動障害，特にカタトニアについては，
Max Fink, Michael Alan Taylor ： Catatonia ： A Clinician's Guide to Diagnosis and Treatment, Cambridge University Press, 2003（カタトニア—臨床医のための診断・治療ガイド，鈴木一正訳，星和書店）.

ECTの歴史については，
Edward Shorter, David Healy ： Shock Therapy ： The History of Electroconvulsive Treatment in Mental Illness, Rutgers University Press, 2007.

ECTの倫理的考察については，
Jan-Otto Ottosson, Max Fink ： Ethics in Electroconvulsive Therapy, Routledge, Cambridge University Press, 2004（電気けいれん療法の実践的倫理，中村満訳，星和書店）.

内分泌仮説については，
Edward Shorter, Max Fink ： Endocrine Psychiatry ： Solving the Riddle of Melancholia, Oxford University Press, 2010
が勧められる。

この本の翻訳は，2009年1月から開始した。翻訳の具合を見て，5月に以前から一緒に仕事をしようと約束していた日本医科大学精神科の上田諭先生に声をかけた。二つ返事で引き受けてくれて，2人で翻訳に取り組んでいたところ（鈴木分担；3-8, 10, 13章：上田分担；1, 2, 9, 11, 12章），10月にFink医師からの紹介があり，松木夫妻からメールを受け取った。松木秀幸先生は，埼玉医科大学総合医療センターメンタルクリニック（精神科）からニューヨーク州立大学ストーニーブルック校精神科（Finkが名誉教授を務めている）に客員研究者として留学中であり，妻の松木麻妃先生は，埼玉医科大学総合医療センターメンタルクリニックを辞して，ストーニーブルック精神科に非常勤助教とし

て籍を得ている。今回，Fink 医師のもとで翻訳を完成させたが，鈴木らの方でも翻訳をしていると聞いて，是非協力したいとの話だった。上田先生と相談して，こちらの翻訳が完成しだい，松木訳を見せてもらい，最終的に共訳として統合するという話になった。こういった経過で不思議な形で今回の訳本はできあがった。そのため翻訳の完成度は高いと思う。しかし，もし誤訳があれば，それは最終的に統合した鈴木の責任と考えている。

また，原書の中表紙には，René Magritte（ルネ マグリット）の絵画“La Clairvoyance（透視）”が白黒で入っている。松木先生から Fink 医師は原書で表紙に使いたかったがかなわなかったとの話を聞いて，日本語版では是非掲載しようと思ったが，編集部の服部さんの尽力も及ばず載せることができなかった。興味深い絵である。見る機会があれば，是非ご覧いただきたい。

縁のあった医療者，患者とその家族の方々に感謝します。良いと思われたことも悪いと思われたこともすべてが大切な体験でした。

新興医学出版社の服部治夫さんには今回の出版に関して多大な協力をいただきました。どうもありがとうございました。

訳者を代表して
平成 22 年 7 月吉日

鈴木一正

索　引

【ア】

【カ】

【タ】

【ナ】

【ハ】

JCOPY 88002-817

©2010　　第1版発行　2010年9月10日

（定価はカバーに表示してあります）

電気けいれん療法
医師と患者のためのガイド

検印省略

訳　鈴木一正・上田　諭
　　松木秀幸・松木麻妃

発行者　服部治夫
発行所　株式会社 新興医学出版社
〒113-0033　東京都文京区本郷6丁目26番8号
電話　03(3816)2853　　FAX　03(3816)2895

印刷　株式会社 藤美社　　ISBN978-4-88002-817-0　　郵便振替　00120-8-191625